Detectando & Vivendo com Câncer de Mama

Para leigos

Edição de Bolso

Detectando & Vivendo com Câncer de Mama

Para leigos

Edição de Bolso

Marshalee George e Kimlin Tam Ashing

ALTA BOOKS
EDITORA
Rio de Janeiro, 2020

Detectando e Vivendo com Câncer de Mama Para Leigos® — Edição de Bolso
 ISBN: 978-85-508-1456-8

Impresso no Brasil — 1ª Edição, 2020 — Edição revisada conforme o Acordo Ortográfico da Língua Portuguesa de 2009.

Publique seu livro com a Alta Books. Para mais informações envie um e-mail para autoria@altabooks.com.br

Obra disponível para venda corporativa e/ou personalizada. Para mais informações, fale com projetos@altabooks.com.br

Produção Editorial
Editora Alta Books

Gerência Editorial
Anderson Vieira

Produtor Editorial
Thiê Alves

Marketing Editorial
Livia Carvalho
marketing@altabooks.com.br

Editor de Aquisição
José Rugeri
j.rugeri@altabooks.com.br

Vendas Atacado e Varejo
Daniele Fonseca
Viviane Paiva
comercial@altabooks.com.br

Ouvidoria
ouvidoria@altabooks.com.br

Equipe Editorial
Adriano Barros
Ana Carla Fernandes
Carolinne Oliveira
Ian Verçosa
Illysabelle Trajano
Juliana de Oliveira
Keyciane Botelho
Larissa Lima
Laryssa Gomes
Leandro Lacerda
Maria de Lourdes Borges
Paulo Gomes
Raquel Porto
Rodrigo Dutra
Thales Silva
Thauan Gomes

Tradução
Edite Siegert

Copidesque
Wendy Campos

Revisão Gramatical
Carolina Gaio

Revisão Técnica
Giselle Villa Flor Brunoro
Doutora em Bioquímica com linha de pesquisa em câncer de mama

Diagramação
Joyce Matos

Dados Internacionais de Catalogação na Publicação (CIP) de acordo com ISBD

G347d George, Marshalee

Detectando & Vivendo com Câncer de Mama Para Leigos – Edição de Bolso / Marshalee George, Kimlin Tam Ashing. - 2. ed. - Rio de Janeiro : Alta Books, 2020.
256 p. : il. ; 12cm x 17cm.

ISBN: 978-85-508-1456-8

1. Saúde. 2. Câncer de Mama. I. Ashing, Kimlin Tam. II. Título.

2018-2112 CDD 616.994
CDU 618.146-006.6

Elaborado por Vagner Rodolfo da Silva - CRB-8/9410

ALTA BOOKS
EDITORA

Rua Viúva Cláudio, 291 — Bairro Industrial do Jacaré
CEP: 20.970-031 — Rio de Janeiro (RJ)
Tels.: (21) 3278-8069 / 3278-8419
www.altabooks.com.br — altabooks@altabooks.com.br
www.facebook.com/altabooks — www.instagram.com/altabooks

ASSOCIADO CBL Câmara Brasileira do Livro

Sobre as Autoras

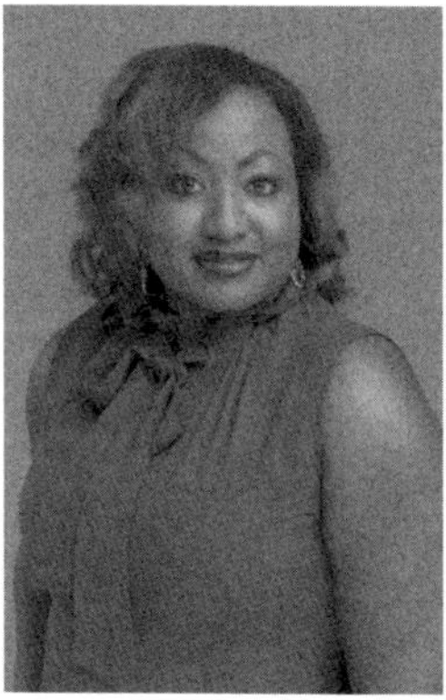

Marshalee George é pesquisadora associada e enfermeira clínica, especialista em oncologia, da Faculdade de Medicina da Universidade John Hopkins e enfermeira instrutora adjunta da Faculdade de Enfermagem na mesma universidade, em Baltimore, Maryland. Ela se graduou como enfermeira na Universidade Estadual de Coppin e completou mestrado em enfermagem com especialização em enfermagem clínica em oncologia e cuidados primários de adultos na Universidade da Pensilvânia, na Filadélfia. É apaixonada por medicina comunitária e por engajar diversos grupos para melhorar a saúde da população e reduzir suas disparidades. Completou mestrado em saúde pública com concentração em saúde comunitária e subsequente doutorado em saúde pública com especialização em planejamento de programas, educação e desenvolvimento pela Universidade de Walden, em Minnesota.

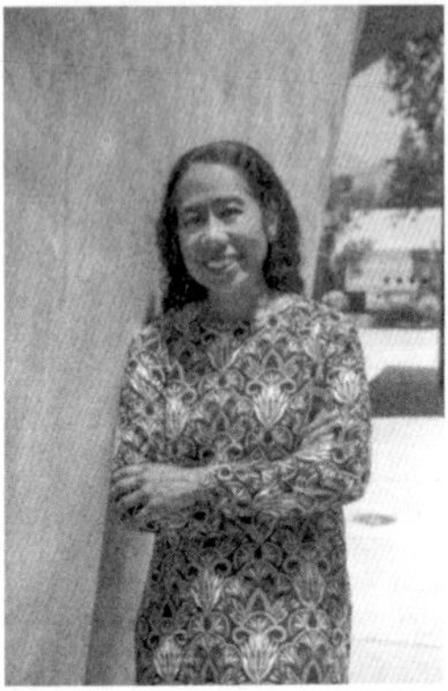

Kimlin Tam Ashing é professora e diretora fundadora do Centro de Aliança Comunitária para Pesquisa e Educação (CCARE) do City of Hope Medical Center. Fez doutorado em psicologia clínica na Universidade do Colorado, em Boulder. Como ativista-cientista, seu trabalho é promover a saúde da população. Ela é cientista comportamental, e trabalha para desenvolver e implementar intervenções de melhoria na saúde baseadas em evidências culturais e clinicamente responsivas à comunidade. Sua missão é engajar apoiadores e a sociedade civil na ciência para acelerar e garantir o benefício público da pesquisa e dos avanços biomédicos.

Dedicatória

Dedicamos este livro a todos os nossos pacientes e participantes dos estudos que nos ensinaram e mostraram a experiência da sobrevida. Este livro é nosso presente, como profissionais da saúde e filhas, a todos os pessoalmente afetados pelo câncer.

Agradecimentos das Autoras

Gostaria de agradecer a Deus por me abençoar com a sabedoria, o conhecimento e a compreensão para proporcionar os cuidados e os ensinamentos que gosto de dar aos sobreviventes de câncer. Agradeço ao meu marido, Barry, aos meus filhos, Annalyse e Alessio, à minha mãe, Ina, e aos meus três irmãos, Victor, Staceyann e Lisa, por sua dedicação e apoio, e por assumir tantas das minhas responsabilidades enquanto escrevia este livro. À Dra. Kimlin Tam Ashing; sua orientação, amizade e apoio têm sido uma fortaleza no meu crescimento profissional no campo da psico-oncologia e na minha habilidade de melhor avaliar e tratar do sofrimento dos sobreviventes de câncer no ambiente clínico.

Aos meus colegas do Johns Hopkins Sidney Kimmel Comprehensive Cancer Center — Johns Hopkins Breast Cancer, agradeço por seu apoio na revisão deste livro para assegurar que os leitores tenham as informações mais atualizadas, relevantes e baseadas em evidências para tratar o câncer de mama e viver bem depois do tratamento. Eu também gostaria de agradecer à minha rede de contatos do Caribbean Medical Providers Practicing Abroad (CMPPA), por me ajudar a compreender o impacto global que a educação e o voluntariado médico exercem na melhoria das vidas e da saúde de sobreviventes do câncer onde os recursos médicos são limitados.

— Dra. Marshalee George

Agradeço a Deus, de onde provêm todas as bênçãos. Fui transformada através da jornada pelo câncer, quando minha mãe e meu pai foram diagnosticados com a doença e suas vidas foram abreviadas. Para reverenciar meus pais, dediquei o trabalho de uma vida para entender as necessidades dos sobreviventes do câncer e estudar como melhorar a qualidade dos cuidados, de vida e o bem-estar.

Sou grata à minha família — meus sete irmãos e meus três filhos, Josh, Ajorin e Kemi —, cujo amor e apoio constante me proporcionaram significado e sensação de pertencimento.

Agradeço aos meus colegas do City of Hope Medical Center por sua revisão profissional. Agradeço à Dra. Marshalee George, que personifica o profissionalismo e a generosidade. Meu respeito por ela e nossa amizade se aprofundaram durante o processo de escrever juntas.

— Dra. Kimlin Tam Ashing

Agradecimentos especiais à Katherine Mele, da ABCF, por toda a sua ajuda durante este projeto. E agradecimentos especiais aos nossos revisores e colegas da área científica e médica:

Vered Stearns, médica, professora de oncologia, codiretora do Programa de Câncer de Ovário e Mama, com cadeira em pesquisa de câncer de mama em oncologia no Sidney Kimmel Comprehensive Cancer Center do John Hopkins, diretora médica associada do John Hopkins, Singapura.

Veronica C. Jones, médica, cirurgiã de mama, professora clínico-assistente da Divisão de Cirurgia Oncológica, Departamento de Cirurgia, City of Hope Comprehensive Cancer Center.

Lisa K. Jacobs, médica, professora associada de cirurgia, professora associada de oncologia da Divisão de Cirurgia Oncológica, John Hopkins Breast Center, Escola de Medicina da Universidade John Hopkins.

Cristiane Decat Bergerot, psicóloga clínica do Departamento de Oncologia Médica & Terapêutica Experimental, City of Hope Comprehensive Cancer Center.

David Eisner, médico, professor-assistente de radiologia da Divisão de Imagem de Mama, Escola de Medicina da Universidade John Hopkins.

Sumário

Prefácio

Estou empolgada em escrever este prefácio para *Detectando & Vivendo com Câncer de Mama Para Leigos*, das Dras. Marshalee George e Kimlin Tam Ashing. Como sobrevivente, acredito que as informações abrangentes e de leitura fácil que este livro oferece ajudarão os leitores a percorrer cada etapa dos cuidados de sua saúde e jornada pessoal do diagnóstico à sobrevida. Com uma linguagem clara e concisa, este livro explica exames, procedimentos e tratamentos aos quais as pessoas se submetem. As autoras compreendem as dúvidas que preocupam pacientes em cada etapa e apresentam as respostas em capítulos separados por assunto.

Para minhas colegas sobreviventes, aconselho que comecem pelo sumário, que dá uma visão geral da extensão e da profundidade de seu alcance. Este livro trata de temas sobre os quais, às vezes, hesitamos em perguntar e até, ocasionalmente, nem sabemos o que perguntar. Por exemplo, os capítulos que detalham procedimentos cirúrgicos, quimioterapia e radiação desmistificam a experiência por meio de ensinamentos centrados no paciente. Este livro trata de questões sociais, familiares, sexuais e psicológicas, e é claramente destinado à pessoa como um todo. Ele trata cuidadosamente da comunicação médica e da melhoria do bem-estar físico, social e emocional para "viver a melhor vida possível", segundo as autoras. Essa abordagem empática, baseada em conhecimento, está presente em cada capítulo e continua em todo o livro.

Detectando & Vivendo com Câncer de Mama Para Leigos é um recurso poderoso e solidário.

— Nilaya Baccus-Hairston, doutora em direito,
sobrevivente do câncer de mama

Introdução

Bem-vindo a *Detectando & Vivendo com Câncer de Mama Para Leigos!* Escrevemos este livro em parceria com a Fundação Americana do Câncer de Mama para ajudar homens e mulheres a viver vidas íntegras e produtivas após receber um diagnóstico de câncer de mama.

O impacto de um diagnóstico de câncer de mama e seu tratamento são desafiadores e, às vezes, até devastadores para alguns sobreviventes. Alguns relatam que enfrentam dores e problemas emocionais e físicos, e que sua vida familiar, sexual, íntima, social e profissional sofrem. Mas estamos aqui para lhe dizer que, em nosso trabalho em clínicas de sobrevida após o câncer de mama e em estudos em comunidades, encontramos muitos homens e mulheres otimistas, determinados e resilientes.

Suas autoras, as Dras. George e Ashing, junto com outros colegas, examinaram atendimentos de qualidade e a luta de sobreviventes de câncer de mama e cuidadores em toda a jornada da doença. Grande parte de nossa experiência clínica e profissional vem de seu trabalho em Centros Oncológicos acadêmicos e designados pelo National Cancer Institute (John Hopkins Sidney Kimmel Comprehensive Center Cancer, Maryland, e City of Hope, Comprehensive Cancer Center, Califórnia). Nosso trabalho se baseia em uma abordagem multidisciplinar voltada à pessoa como um todo, que integra aspectos mentais, físicos, sociais e espirituais da cura e da recuperação dos sobreviventes do câncer de mama.

Oferecemos informações e recursos educacionais sobre cuidados de qualidade, pesquisas e apoio que procuram empoderar pacientes de câncer de mama e seus entes queridos. Considerando nosso interesse e conhecimento das disparidades de saúde, este livro atende às necessidades não satisfeitas de sobreviventes de câncer de mama de minorias étnicas, de baixa renda e carentes. Na qualidade de cientistas-ativistas, nossos esforços contribuíram para a pesquisa centrada no paciente do câncer de mama e nas melhores práticas em suas comunidades locais, tanto nacional como internacionalmente.

Enquanto você busca sua integridade, lembre-se de que o câncer de mama não é culpa sua. Com os avanços na detecção e no tratamento precoce, incluindo a medicina personalizada (genética, genômica, tratamentos combinados e imunoterapias), o câncer de mama é cada vez mais tratável, e até curável. Neste livro, nós lhe oferecemos os conhecimentos que acumulamos sobre tomadas de decisão referentes a tratamentos, autocuidado, esperança, atenção e comportamentos adaptáveis saudáveis, para que tenha a vida mais saudável possível.

Sobre Este Livro

Este livro abrange experiências sobre o câncer de mama das costas leste e oeste dos Estados Unidos, graças aos conhecimentos clínicos, de pesquisa e comunitários das autoras. O conteúdo do livro guia o leitor ao longo de sua jornada no câncer de mama, tratando de dúvidas que tenham pelo caminho e distribuindo fragmentos de sabedoria para melhorar sua experiência.

Este livro também recorre a histórias pessoais de vários sobreviventes do câncer de mama de todas as camadas sociais e presta atenção à diversidade étnico-cultural e à inclusão da prestação de cuidados.

Nosso objetivo é levar o leitor para o interior da experiência do câncer de mama, do diagnóstico, do tratamento à sobrevida. O livro deve ser usado como referência, e não precisa ser lido na ordem, do início ao fim. Tampouco se espera que você se lembre de tudo.

Penso que...

Pensamos algumas coisas sobre você, leitor, mas não muitas. Pensamos que você lê, ao menos, a um nível de ensino fundamental completo, que não tem conhecimentos médicos e não necessariamente conhece o câncer de mama ou seus tratamentos. É possível que tenha sido diagnosticado recentemente com câncer de mama, esteja recebendo tratamento ativo, recuperando-se do tratamento ou tê-lo terminado há muitos anos.

Talvez você seja um amigo ou parente que quer apoiar um ente querido com câncer de mama. Independentemente de sua situação, ler este livro o ajudará a descobrir todos os aspectos do tratamento, incluindo tratamentos pioneiros, inovações em reconstrução de mama, como viver bem depois do câncer de mama e muito mais.

Ícones Usados Neste Livro

Os ícones vistos nas margens esquerdas do livro estão ali para ajudá-lo a identificar informações que possam ou não ter algum interesse especial.

DICA

Este ícone aponta informações especialmente úteis ou bons conselhos práticos para você sobre algum aspecto do tratamento e da sobrevida do câncer de mama.

LEMBRE-SE

Este ícone destaca informações que você deve guardar para uso futuro.

CUIDADO

Este ícone indica algo especial para observar ou ter cuidado.

De Lá para Cá, Daqui para Lá

Fique à vontade para navegar pelo sumário a fim de determinar que capítulo parece o mais interessante. Você não precisa ler os capítulos na ordem (embora certamente possa e, de certa forma, um dependa do outro). Você também pode verificar o índice para ir direto a um assunto específico que queira conhecer melhor.

Se o tema for novo, e estiver apenas procurando um lugar por onde começar, dificilmente errará se começar pelo Capítulo 1. Se recebeu um diagnóstico de câncer de mama recente, deve conferir o Capítulo 14, que lida com preocupações psicossociais após o diagnóstico.

Não importa como usará este livro, esperamos que ele seja um guia útil para navegar com sucesso por situações difíceis. Também esperamos que encontre o que muitos encontraram — que, encarada com a atitude apropriada, a sobrevida após o câncer pode realmente melhorar sua vida, seus relacionamentos e seu senso de propósito no mundo.

1

Aprendendo sobre o Câncer de Mama

NESTA PARTE...

Comece pelo começo e se atualize sobre fatos básicos sobre o câncer de mama.

Descubra os fatores de risco para o câncer de mama e como evitá-los.

Obtenha um resumo dos indicadores do câncer de mama e descubra a que ficar atento.

NESTE CAPÍTULO

» **Conhecendo a anatomia da mama, os fatores de risco e os indicadores de câncer**

» **Descrevendo os diferentes tipos de câncer de mama**

» **Obtendo um diagnóstico e participando do planejamento do tratamento**

Capítulo 1

Introdução ao Câncer de Mama

Os seios são vistos como uma das partes mais femininas do corpo da mulher. Afinal, são órgãos sexuais, além de essenciais para alimentar um bebê. Tocar os mamilos estimula as mesmas áreas do cérebro ativadas ao se tocar os genitais. A estimulação dos mamilos durante a amamentação aumenta a liberação de *prolactina*, um hormônio produzido pela *glândula pituitária* (um órgão do tamanho de uma ervilha, que fica no centro do cérebro). A liberação da prolactina faz os seios da mulher produzirem leite durante e após a gravidez. Ela também estimula a liberação da *oxitocina*, outro hormônio produzido pela glândula pituitária no cérebro, que faz as células ejetarem ou fazerem o leite descer quando se contraem nos ductos de leite. Este mecanismo funciona com a sucção do bebê a fim de maximizar a secreção de leite.

É importante que você se familiarize com as diferentes partes da mama e suas funções desde o início. Nós as dividiremos como peças de um quebra-cabeça, que, quando montado, dará uma compreensão melhor de como é um seio normal e saudável. Conhecer o quadro geral o ajudará a compreender as mudanças que podem ocorrer na mama, como essas mudanças são diagnosticadas, como são tratadas e como obter o apoio necessário da família, dos amigos e dos prestadores de cuidados de saúde durante o processo.

Noções Básicas sobre o Câncer de Mama

Vamos começar com a unidade biológica mais fundamental: a célula. Como você deve (ou não) lembrar das aulas de biologia na escola, a *célula* é o componente básico do corpo humano e é onde a vida começa. Um grupo de células é chamado de *tecido*. E um grupo de tecidos, de *órgão*. A mama é considerada um órgão, como os rins, o baço e o cérebro.

Conhecendo as suas mamas

As mamas se estendem da clavícula até as axilas e ao centro do peito, no esterno. São compostas basicamente por tecido *adiposo*, o que significa que são um grupo de células de gordura. O tamanho e quantidade de células adiposas nas mamas são influenciados por muitos hormônios, pela genética, fatores de crescimento e estilo de vida — e o hormônio feminino *estrógeno*.

A mama é dividida em 12–20 seções chamados *lobos*. Nesses lobos existem várias glândulas pequenas chamadas *lóbulos*, que produzem leite em lactantes. Os *ductos* são pequenos canais que coletam o leite produzido nos lóbulos e o conduzem ao mamilo. Em todo o tecido adiposo da mama existe uma rede de ligamentos, tecido conjuntivo fibroso, nervos, vasos linfáticos e linfonodos e vasos sanguíneos. A Figura 1-1 mostra a mama e algumas de suas partes.

Aqui estão outras partes importantes da mama:

- **Aréola:** Área escura ao redor do mamilo.
- **Vasos sanguíneos:** Ajudam a levar o sangue aos tecidos.
- **Tecido conjuntivo:** Formado por músculos, gordura, ligamentos e vasos sanguíneos. Ele proporciona suporte à mama, dá forma ao seio e separa ou une outros tecidos nas mamas.

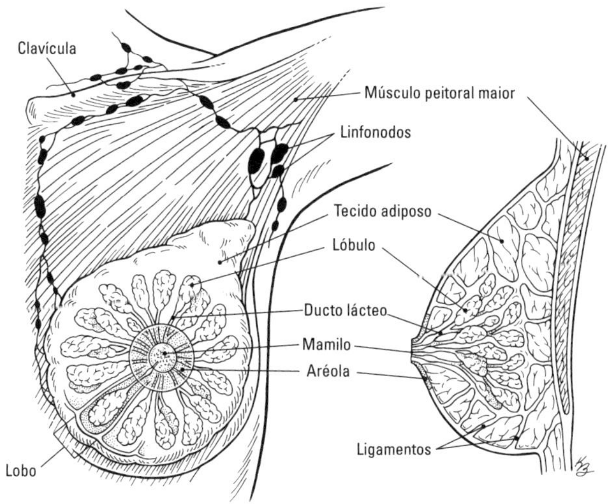

FIGURA 1-1: Ilustração da mama.

Ilustração de Kathryn Born

- **Linfonodos:** Pequenos órgãos em forma de rim conectados pelos vasos linfáticos que fazem parte do sistema imunológico. Estão localizados em várias áreas do corpo e agem como um filtro para se livrar de células anormais nos tecidos saudáveis. A maioria dos linfonodos que filtra a mama está na área embaixo dos braços (axilas).

- **Vasos linfáticos:** São uma rede de vasos que percorrem todo o corpo. Fazem parte do sistema imunológico que transporta células e fluidos que combatem doenças.
- **Nervos:** Conferem sensibilidade às mamas.

Conhecendo os fatores de risco e indicadores de câncer de mama

Não só as mulheres correm risco de desenvolver câncer de mama — os homens também. Todos devem saber como reduzir o risco da doença, e isso inclui considerações sobre fatores modificáveis (coisas que se pode mudar) e fatores não modificáveis (coisas que não se pode mudar).

Distinguindo Diferentes Tipos de Câncer de Mama

Todos já ouvimos os termos *tumor* e *câncer*. Mas existe uma diferença? E, se existe, qual é? Tecnicamente, há uma diferença, embora muitas pessoas os usem de modo intercambiável. Um tumor *benigno* ou neoplasma é uma massa geralmente inofensiva, já que é um crescimento excessivo de tecido normal. Um exemplo seria uma pinta ou verruga benigna que cresce na pele, ou o tecido irregular protuberante que se forma em um corte, criando uma cicatriz. Um tumor *maligno* (canceroso) é má notícia, assim como o crescimento excessivo de tecido mutante. Um tumor maligno também é chamado de *câncer* (ou neoplasma maligno). Um exemplo seria uma verruga que passa por mutações e se transforma em melanoma (um tipo de câncer de pele).

Quando o termo *câncer* é usado, ele se refere a novos crescimentos malignos que têm a habilidade de se espalhar para os tecidos e órgãos vizinhos. À medida que o tecido canceroso cresce, ele pode se infiltrar e substituir todo o tecido normal, impossibilitando, por exemplo, o funcionamento de um órgão. O câncer suga os nutrientes e o suprimento de sangue do corpo para ele por um processo chamado *angiogênese*. A angiogênese ocorre quando novos vasos sanguíneos se formam a partir de vasos já existentes, que são necessários para o crescimento do câncer. Os vasos sanguíneos carregam sangue oxigenado e nutrientes para o tumor maligno, fazendo-o aumentar e, por fim, se espalhar para outros órgãos (metástase), e isso pode levar à morte se não for tratado.

Há diferentes tipos de câncer de mama que são definidos pela parte da mama em que ele é encontrado. Os diferentes tipos de câncer de mama são os seguintes:

» **Carcinoma ductal (câncer dos ductos de leite):** Quando o câncer é encontrado no interior dos ductos de leite, ele se chama *carcinoma ductal*. O carcinoma ductal é o tipo mais comum de câncer de mama. Afeta o revestimento dos ductos que levam leite dos lóbulos, onde é produzido, para o mamilo. Se o câncer estiver limitado ao revestimento dos ductos, é chamado de CDIS (carcinoma ductal in situ). Quando ultrapassa os ductos de leite e começa a se infiltrar no resto da mama, é considerado *invasivo* ou carcinoma ductal *infiltrante*.

» **Carcinoma lobular (câncer nos lóbulos):** Quando o câncer é encontrado nos lóbulos da mama, onde o leite é produzido, ele se chama *carcinoma lobular*. Se estiver restrito a uma pequena área no lóbulo, ele se chama CLIS (carcinoma lobular in situ). Quando se encontra fora dos lóbulos, é considerado um carcinoma lobular invasivo ou infiltrante.

» **Câncer de mama inflamatório:** Esta é uma forma de câncer de mama raro e agressivo, que muitas vezes invade os linfonodos e a pele das mamas. Pode inicialmente ser confundido com uma infecção, pois muitas vezes causa vermelhidão e inchaço da mama.

» **Tumores filoides (cistossarcoma — câncer dos tecidos conjuntivos):** Este é um tipo de câncer ainda mais raro, que geralmente não se espalha para outras áreas do corpo. Há dois

» tipos principais de tumores filoides: benigno e maligno. Não se sabe o que causa os tumores filoides, mas eles parecem ser mais comuns em mulheres com histórico de fibroadenomas (nódulos benignos na mama) e em mulheres que estão na pré-menopausa, com idades entre 35 e 50 anos.

DICA

O câncer tem a infeliz tendência de não ficar parado e, quando viaja, leva destruição a qualquer lugar que vá. Quando os médicos encontram um câncer de mama, imediatamente querem saber se ele se espalhou para os linfonodos e, em caso positivo, até onde chegou. Se o linfonodo mais próximo à mama tiver células cancerosas, os demais linfonodos geralmente são examinados para determinar a presença de células cancerosas.

O carcinoma lobular in situ (CLIS), embora pareça câncer por incluir o termo *carcinoma, não* é câncer. O CLIS é um tumor que cresce nos lóbulos produtores de leite e fica em seu interior — ou seja, ele *não se espalha* para outros tecidos. Infelizmente, ter CLIS pode aumentar o risco de desenvolver câncer de mama invasivo no futuro. Em algumas pessoas, pode haver uma pequena área de câncer maligno oculto em uma área de CLIS, motivo pelo qual se recomenda que o CLIS seja tratado com remoção cirúrgica em certas pessoas, dependendo de outros fatores de risco que tenham para câncer de mama. Pode ser oferecido um tratamento de redução de risco com terapia endócrina. Veja mais informações sobre a terapia endócrina no Capítulo 11.

Detectando o câncer de mama

O diagnóstico de câncer de mama é multifacetado e inclui mudanças que podem ser encontradas no:

- Autoexame da mama.
- Exame clínico da mama (feito pelo médico ou enfermeira).

- Mamografias.
- IRM (imagem por ressonância magnética) da mama.
- Ultrassom da mama.

Veja mais informações sobre processos de diagnóstico e exames para detectar câncer de mama no Capítulo 4.

Biópsias e sua função

Quando uma mudança na mama é detectada por meio de imagem (como mamografia, ultrassom ou IRM), será recomendada uma biópsia da área suspeita. Vários tipos de biópsias são feitos de acordo com o tipo de mudança visto na mama (calcificações anormais, massas mamárias, mudanças na pele e assim por diante).

DICA

Discuta os resultados da biópsia com o médico ou outro profissional de saúde envolvido em seu tratamento (radiologista, ginecologista ou cirurgião), mesmo que você tenha recebido os resultados por escrito e eles indiquem que você não tem câncer de mama. Conhecer o estado de saúde de suas mamas ajudará você a tomar a melhor decisão em relação ao tratamento com o seu médico.

O patologista e o diagnóstico

O *patologista* é um médico que interpreta e diagnostica as mudanças causadas por uma doença em células, tecidos e fluidos corporais. O patologista examina as células mamárias no microscópio para determinar se o câncer está presente ou não.

Se for detectado um câncer, o patologista deve determinar se é invasivo ou não invasivo. Câncer *invasivo* ou *infiltrante* é um câncer que se espalhou de onde começou na mama para tecidos normais adjacentes. O câncer *não invasivo* não se espalhou para além do tecido em que começou. Esse é um ponto importante, pois muitas vezes mudará o plano de tratamento.

Ter um câncer invasivo pode determinar se o médico recomendará quimioterapia, radiação ou algum tipo específico de cirurgia para você. Nos Capítulos 5 e 6, discutimos os tipos de biópsias e como entender as descobertas do patologista sobre o estádio da doença. As células do câncer de mama apresentam diversos aspectos ao microscópio, e esses aspectos são usados para distinguir os vários tipos de câncer de mama.

Graus e Estádios do Câncer de Mama

O grau e o estádio do câncer de mama são determinados pelo patologista com base na diferença das células cancerosas em relação às células normais e na rapidez com que se dividem.

O câncer de mama pode ser classificado em graus de 1 a 3, sendo 1 o mais semelhante às células normais e saudáveis, e 3 o mais diferente de suas células normais e mais agressivo. Note que o *grau* do tumor é reflexo do relatório do patologista, e é diferente do *estádio* do câncer.

Os estádios do câncer de mama são determinados por seu tamanho e localização e se ele se espalhou para outros locais do corpo. O tamanho do câncer pode ser medido em centímetros ou milímetros. Há tumores pequenos e grandes, e seu tamanho nem sempre coincide com a sua agressividade. Tumores pequenos podem crescer rapidamente, e grandes podem crescer devagar. Tumores pequenos podem ser invasivos, e grandes podem ser não invasivos.

Às vezes, o câncer pode ocorrer em múltiplas áreas da mama (chamado de *multicêntrico*) ou pode estar em um local da mama (*multifocal*). No Capítulo 6, falamos mais sobre os estádios do câncer de mama.

Planejando Seu Tratamento

Depois da biópsia e de as células da mama terem sido examinadas pelo patologista, geralmente é feito um *diagnóstico*, que revela que tipo de tumor há em sua mama. É benigno ou maligno (câncer)? Naturalmente, é necessário saber o que você tem para obter o tratamento no momento e local certos.

Analisando as opções de tratamento

Se você foi diagnosticado com câncer de mama, será necessário que uma equipe oncológica, especializada em diferentes áreas da medicina, o trate. Também é chamada de equipe *multidisciplinar*. Normalmente, os membros de uma equipe para tratamento do câncer são os seguintes:

- **Cirurgião de mama (cirurgião oncologista):** Médico que realiza biópsias e outros procedimentos cirúrgicos em pacientes com câncer de mama.
- **Oncologista clínico:** Médico especializado em diagnosticar e tratar câncer com quimioterapia, terapia hormonal, terapia biológica e terapia-alvo. O oncologista clínico também oferece cuidados de apoio e pode coordenar o tratamento dado por outros especialistas.
- **Enfermeiro oncológico:** Enfermeiro registrado especializado em tratamento e cuidados de pessoas com câncer.
- **Enfermeiro clínico especialista em oncologia ou enfermeiro clínico (EC):** Enfermeiro registrado com educação e treinamento adicional em diagnóstico e tratamento, licenciado a nível estadual e certificado por organizações de enfermagem nacionais. No cuidado do câncer, um enfermeiro clínico pode conduzir os cuidados primários do paciente e de suas famílias, baseado em seu treinamento especializado.

- **Patologista:** Médico que identifica doenças pela análise das células e tecidos em um microscópio.
- **Médico assistente:** Profissional de saúde licenciado para realizar certos procedimentos clínicos sob orientação do médico-chefe. O médico assistente pode cuidar do prontuário, realizar exames físicos, colher amostras de sangue e urina, cuidar de lesões, aplicar injeções e coordenar o cuidado de pacientes e familiares, com base em seu treinamento especializado.
- **Rádio-oncologista:** Médico especializado em usar radiação para tratar o câncer.
- **Radiologista:** Médico especializado em criar e interpretar imagens de áreas do interior do corpo com raios X, ondas sonoras ou outros tipos de energia. Muitos radiologistas realizam biópsias; nesse caso, eles são radiologistas intervencionistas.
- **Assistente social:** Profissional treinado para falar com pacientes e familiares sobre necessidades emocionais e físicas e encontrar serviços de apoio para eles.

Considerando a cirurgia de mama

A cirurgia de mama é um procedimento usado para remover o câncer da mama. Há vários tipos de cirurgia de mama, incluindo a lumpectomia, a mastectomia, a dissecção de linfonodos axilares, a dissecção de linfonodos sentinela, e outros. Um cirurgião recomendará a cirurgia adequada com base no tamanho do tumor e da mama, se o câncer se espalhou para os linfonodos sob o braço e na preferência do paciente.

Tratando o câncer de mama com radiação

A radiação é a opção muitas vezes usada, junto com a lumpectomia, como tratamento padrão. O feixe de radiação é dirigido à área em que o câncer está localizado (enquanto poupa o tecido adjacente saudável) para erradicar quaisquer células cancerosas microscópicas que tenham permanecido no local da cirurgia.

Tratando o câncer de mama com quimioterapia

A quimioterapia é uma opção de tratamento que usa vários tipos de medicamentos que agirão nos vários estádios do ciclo celular. Os quimioterápicos são usados em combinação, de modo que, quando as células cancerosas se dividirem e atravessarem os vários estádios do ciclo, o medicamento específico entre em ação nesse ciclo e destrua o máximo de células possível. Veja mais detalhes sobre quimioterapia no Capítulo 10.

Tratando o câncer de mama com terapias endócrinas (hormonais), biológicas e outras terapias de ponta

A terapia *endócrina* também é chamada de terapia *hormonal*. A terapia endócrina é usada para reduzir o estrógeno no tecido da mama nas seguintes situações:

- Para reduzir o tamanho do câncer de mama (terapia neoadjuvante ou tratamento pré-operatório).
- Para reduzir o risco de recorrência do câncer.
- Para reduzir o risco de o câncer se desenvolver em pessoas com alto risco de câncer de mama.

Os tratamentos biológicos atingem receptores específicos nos tumores. Eles são moléculas de proteína ou biomarcadores que podem encapsular o câncer e impedi-lo de crescer. O tratamento biológico faz parte da *medicina personalizada*, porque é dado a indivíduos com base nas características reais de suas células cancerosas.

Tratando o câncer de mama avançado

Cada vez mais indivíduos estão vivendo cinco, dez ou mais anos depois de um diagnóstico de câncer de mama avançado, graças a inovações na medicina e a pesquisadores e cientistas que buscam formas melhores e mais eficazes para tratar o câncer de mama como uma doença crônica. O tratamento para o câncer de mama avançado pode incluir quimioterapia contínua, terapia endócrina, terapia biológica (que inclui terapia-alvo, anticorpos monoclonais e imunoterapia), e novos medicamentos na forma de ensaios clínicos. A terapia vacinal tem se mostrado promissora e pode desempenhar um papel importante no futuro na medicina de precisão (usando suas informações genéticas para tratar seu câncer).

NESTE CAPÍTULO

» **Entendendo quem tem risco de ter câncer de mama**

» **Discutindo mutações genéticas e histórico familiar**

» **Descobrindo outros fatores que aumentam o risco de câncer de mama e mais**

Capítulo **2**

Fatores de Risco para o Câncer de Mama

Vamos começar derrubando o mito de que você só desenvolverá câncer se ele ocorreu em sua família. Apesar dessa crença popular, aproximadamente 87% de mulheres diagnosticadas com câncer de mama ou de ovário não têm histórico familiar da doença. Em outras palavras, se você não tem histórico familiar da doença, está na categoria de 87% de mulheres que podem receber o diagnóstico de câncer de mama na vida. Assim, todas as mulheres correm risco, mas a causa do risco pode variar.

Idade Avançada

A idade é o fator de risco número um para qualquer tipo de câncer. Quanto mais as pessoas envelhecem, maior é a incidência da doença. Os Estados Unidos, por exemplo, estão se tornando uma sociedade envelhecida, na qual os baby boomers estão ficando mais velhos e vivendo mais. Com idade avançada, há muito tempo para as células mamárias sofrerem alteração ou mutação devido a erros genéticos internos. Assim como um carro velho, algumas partes das células ficam sujeitas ao desgaste com o tempo e, como resultado, funcionam com menor eficácia. Fatores de risco adicionais, como exposições ambientais e estilo de vida inadequado, podem aumentar o risco, como discutido mais adiante neste capítulo. A Tabela 2-1 mostra a frequência na qual as mulheres são diagnosticadas com câncer de mama (taxa de incidência) e a idade do diagnóstico.

TABELA 2-1 **Estimativa de Novos Casos de Câncer de Mama nos EUA por Idade e Taxa de Óbito**

Idade	Casos Não Invasivos	Casos Invasivos	Óbitos*
<40	1.650	10.500	1.010
40–49	12.310	35.850	3.690
50–59	16.970	54.060	7.600
60–69	15.850	59.990	9.090
70–79	9.650	42.480	8.040
80+	3.860	28.960	10.860
Todas as idades	60.290	231.840	40.290

**Aproximados para a dezena mais próxima. Dados da Sociedade Americana de Câncer, Pesquisa Investigativa, 2015*

Gênero

Certamente, não é surpresa que as mulheres corram muito mais risco do que os homens de desenvolver câncer de mama. Homens e mulheres possuem tecido mamário, mas os elevados níveis de testosterona nos homens evitam o crescimento de tecido mamário maduro. Assim, os homens têm uma pequena quantidade de tecido mamário pouco desenvolvido. O câncer de mama masculino totaliza cerca de 1% de todos os casos da doença.

Além do fato de as mulheres terem níveis mais elevados de estrógeno que os homens, outros fatores de risco podem aumentar a incidência de câncer de mama em homens e mulheres. Os fatores de risco masculinos são semelhantes aos femininos, e, embora o estrógeno aumente o risco da doença nas mulheres, quando elas têm certas doenças ou são expostas a toxinas ambientais, o risco de câncer de mama é muito mais elevado. Fatores que podem aumentar os níveis de estrógeno nos homens também podem aumentar o risco para que eles sejam afetados pelo câncer de mama.

A seguir, fatores de risco para o câncer de mama em homens e mulheres:

- **Idade avançada:** Homens têm câncer de mama com a idade média entre 68 e 71 anos. Mulheres, de 50 a 69 anos.
- **Mutações genéticas herdadas:** Mutações nos genes BRCA1 ou BRCA2 podem aumentar o risco de desenvolver câncer de mama para 6 em 100. Homens e mulheres podem carregar o gene. Falaremos mais sobre genética adiante neste capítulo.
- **Doença hepática:** A cirrose hepática pode causar a redução dos hormônios masculinos, o que pode acarretar um aumento dos hormônios femininos. Em mulheres, doenças do fígado fazem os níveis de estrógeno atingirem níveis significativamente mais altos.

- **Álcool:** O consumo excessivo de álcool afeta o fígado, aumentando o risco de câncer de mama.
- **Exposição à radiação:** Se um homem ou uma mulher tiver sido exposto à radiação na parede torácica (para linfoma, por exemplo), pode desenvolver câncer de mama mais tarde.
- **Obesidade:** Células adiposas convertem androgênios em estrógenos nos homens com excesso de peso, principalmente no abdômen. Nas mulheres, as células adiposas podem se converter em estrógeno, causando uma sobrecarga do hormônio.

Aqui estão os fatores de risco somente para homens:

- **Doença ou cirurgia testicular:** Se o testículo estiver doente ou foi removido, o homem corre maior risco de desenvolver câncer de mama.
- **Ocupação:** Trabalhar em indústrias que exigem que os homens trabalhem em um ambiente quente ou aquecido, como siderúrgicas, ou em funções com grande exposição a vapores de gasolina, pode afetar os testículos, dessa forma aumentando o risco de câncer de mama.
- **Síndrome de Klinefelter:** Ocorre quando o menino nasce com mais de um cromossomo X, fazendo com que tenha mais hormônios femininos.

Raça e Etnia

Embora mulheres brancas (caucasianas e de descendência europeia) apresentem um risco um pouco maior de desenvolver câncer de mama depois dos 45 anos, mulheres negras — descendentes de afro-americanos, africanos e afro-caribenhos — têm mais probabilidade de morrer devido à doença. Os motivos para isso são muito controversos. Pesquisas nos últimos anos mostraram que mulheres negras têm maior incidência de câncer de mama *triplo negativo*, embora na prática clínica os provedores de saúde observem uma outra realidade. Cuidamos de número igual de mulheres de ambas as raças com a doença triplo negativa; o único denominador comum é que as mulheres são mais jovens (abaixo dos 50 anos). O veredito ainda não foi dado sobre a verdadeira incidência de acordo com a etnicidade e a doença triplo negativa.

Mulheres negras também têm maior probabilidade de serem afetadas por câncer de mama com maiores graus e em estádios avançados — em outras palavras, elas tendem a ter mais câncer de mama que se espalhou para os linfonodos sob o braço e para outras partes do corpo, em comparação a mulheres brancas. Pesquisas mostraram que os fatores determinantes para a maior incidência de câncer de mama em mulheres negras com menos de 45 anos são mutação genética, histórico familiar, ambiente, estilo de vida, status socioeconômico, fatores culturais e barreiras à assistência. Falta de acesso a mamografias, demora em acompanhar o resultado anormal de mamografias, negação em relação aos sintomas nas mamas, prioridades conflitantes (mães solteiras, outras doenças, e assim por diante), falta de confiança no sistema de saúde e limitações financeiras são questões relacionadas aos elevados índices de câncer de mama entre mulheres negras com menos de 45 anos.

Mulheres asiáticas, hispânicas e indígenas norte-americanas apresentam baixo risco de desenvolver câncer de mama e morrer devido à doença.

Nos homens, o câncer de mama é mais comum em homens brancos do que em homens negros e menos comum em homens asiáticos.

As informações sobre fatores de risco de câncer de mama em mulheres hispânicas são limitadas, mesmo que elas sejam a minoria de crescimento mais rápido nos Estados Unidos. Mulheres hispânicas são frequentemente diagnosticadas com câncer de mama avançado em comparação a mulheres brancas não hispânicas. O maior fator de risco percebido para o câncer de mama em mulheres hispânicas é o menor uso de mamografias em comparação a mulheres negras e brancas.

Mulheres hispânicas podem ter menor risco de câncer de mama se tiverem o gene ESR1. Pesquisas mostram que elas são uma população heterogênea porque muitas vezes têm ascendência indígena ou europeia. Quando mulheres hispânicas em pós-menopausa foram testadas em um estudo sobre disparidades de cuidados de saúde com câncer de mama feito nos EUA/México, constatou-se que muitas mulheres hispânicas tinham o gene ESR1, tipicamente encontrado em indígenas norte-americanas, o que reduz o risco de câncer de mama.

Menstruação Precoce e Menopausa Tardia

Mulheres cuja primeira menstruação ocorreu antes dos 12 anos correm um risco levemente maior de desenvolver câncer de mama do que mulheres que menstruaram mais tarde. Da mesma forma, mulheres que entram na menopausa depois dos 55 anos correm maior risco de desenvolverem câncer de mama. Acredita-se que isso ocorre porque, quanto mais tempo ficam expostas aos hormônios sexuais, maior é o risco que correm de serem afetadas pelo câncer de mama. O corpo da mulher cuja menstruação começa cedo e termina tarde foi exposto ao estrógeno, à progesterona e à testosterona naturais por um período mais longo.

Pelos mesmos motivos, mulheres *nulíparas* (que nunca deram à luz) e mulheres que tiveram o primeiro filho após os 35 anos correm maior risco de desenvolver câncer de mama.

Uso de Pílulas Anticoncepcionais

Se você usa pílulas anticoncepcionais, corre um risco um pouco mais alto de desenvolver câncer de mama em comparação às mulheres que não as usam. Entretanto, quando para de tomá-las ou não as usa há pelo menos dez anos, seu risco de ser afetada pelo câncer de mama diminui e volta ao padrão inicial (sem aumento de risco).

DICA

Você deve discutir o risco de desenvolver câncer de mama com seu ginecologista quando decidir tomar pílulas anticoncepcionais.

Risco Genético: Os Genes BRCA1 e BRCA2

Conhecer o histórico familiar é muito importante para ajudar a determinar seu risco de desenvolver câncer de mama. Pesquise para descobrir que membros de sua família tiveram que tipo de câncer, de que lado da família (paterno ou materno) e com que idade foram diagnosticados com a doença.

Se parentes de primeiro grau (mãe, pai, irmã ou irmão) tiveram câncer de mama ou ovário (mulheres), seu risco de desenvolver a doença é pelo menos cinco vezes maior do que o da população em geral, sem histórico de câncer de mama. O risco será ainda maior se o parente de primeiro grau tiver sido diagnosticado com idade inferior a 50 anos.

DICA

Rastrear a árvore genealógica da família (genograma) sempre é útil para obter uma imagem visual dos membros da família que têm um histórico de câncer. Ela também pode ajudar os provedores de saúde na identificação de aglomerados de câncer na família e de que tipos de câncer você está sujeito a ter.

Os genes BRCA1 e BRCA2 (*BReast CAncer susceptibility* [Suscetibilidade ao Câncer de Mama]) são encontrados em homens e mulheres. Quando funcionam normalmente, esses genes produzem um tipo especial de proteínas supressoras de tumores para reparar o DNA danificado em nossas células. Entretanto, às vezes esses genes BRCA são alterados ou passam por mutação, e as proteínas não funcionam normalmente. Às vezes, o DNA danificado não é reparado corretamente e, então, é mais provável que as células continuem a se desenvolver com mudanças genéticas que podem levar ao aparecimento do câncer.

A mutação no BRCA é detectada por um exame genético, exame de sangue ou de saliva, um dos quais geralmente é recomendado se sua família tem um histórico de câncer de mama ou de ovário. O gene BRCA com mutação pode ser passado de seus pais para você ou seus irmãos. Se um de seus pais tem o gene, você tem uma chance de 50% de herdar a mutação. Os dois tipos principais de genes BRCA, chamados BRCA1 e BRCA2, estão associados ao aumento do risco de câncer de mama e de ovário, e sua presença é responsável por 10% de todos os cânceres de mama e 15% dos cânceres de ovário. Quando você tem a mutação no BRCA1 ou no BRCA2, corre o risco de desenvolver câncer de mama ou de ovário com idade muito inferior a outras mulheres que não têm a mutação.

É importante notar que nem todas as pessoas com câncer de mama precisam realizar o exame genético. Os indivíduos fazem o exame para detectar a mutação no BRCA1 ou no BRCA2 com base no risco genético que avalia fatores pessoais e familiares, como os seguintes:

- Câncer de mama diagnosticado antes dos 50 anos.
- Câncer nas duas mamas na mesma mulher.
- Cânceres de mama múltiplos na mesma mulher.
- Câncer de mama e ovário na mesma mulher ou mesma família.
- Dois ou mais tipos de câncer primários relacionados ao BRCA1 ou BRCA2 em um único membro da família.
- Câncer de mama masculino.
- Etnia judaica asquenaze.

DICA

Se o histórico de sua família sugere a possibilidade de mutação no BRCA1 ou no BRCA2, o melhor a fazer é realizar o exame no membro da família diagnosticado com câncer de mama. Caso se constate que essa pessoa tem uma mutação BRCA, então outros membros da família devem considerar o aconselhamento genético para compreender seu risco potencial de desenvolver câncer de mama ou de ovário.

CUIDADO

Se você tiver mutação no BRCA1 ou no BRCA2, a National Comprehensive Cancer Network (NCCN) recomenda medidas para reduzir o risco de câncer de mama ou de ovário, como segue:

- Rastreando o câncer de mama:
  - Observe mudanças em suas mamas a partir dos 18 anos.
  - Faça um exame clínico com seu médico ou enfermeira a cada 6/12 meses a partir dos 25 anos.
  - Faça uma ressonância magnética todos os anos a partir dos 25 ou 30 anos.
  - Considere realizar uma tomossíntese mamária (mamografia em 3D).
  - Faça mamografias após os 75 anos, conforme sua opção.
- Reduzindo o risco de câncer de mama:
  - Considere a remoção das mamas (mastectomia).
  - Considere medicamentos de redução de risco (terapia endócrina: tamoxifeno, anastrozol, letrozol e assim por diante).
- Reduzindo risco de câncer de ovário:
  - Remova os ovários e trompas de Falópio depois da idade fértil.

- Adie a remoção dos ovários e trompas de Falópio até os 40 e poucos anos, principalmente pessoas que tenham realizado mastectomia de redução de risco nas duas mamas.
- Faça rastreamento anual para câncer de ovário com um exame de sangue CA-125 e ultrassom transvaginal, se recomendado pelo médico, a partir dos 30 anos.

Se optar por não seguir as recomendações de redução de risco, terá sete vezes mais probabilidades de desenvolver câncer de mama e 30 vezes mais probabilidades de desenvolver câncer de ovário antes dos 70 anos do que mulheres que não têm o gene.

Note que pode haver outras mutações genéticas transmitidas (passadas adiante) por familiares que causam câncer de mama. É raro, mas há famílias com vários membros que tiveram câncer de mama que não têm a mutação no BRCA1 ou no BRCA2. Pode ser que os cientistas ainda não tenham descoberto o gene envolvido. Até o momento, os genes BRCA1 e BRCA2 são os que foram estudados com mais profundidade e são a causa mais comum de câncer de mama herdado.

Má Alimentação

Quando ingerimos calorias e nutrientes em número suficiente para ter energia e auxiliar as funções e o desenvolvimento do corpo, podemos dizer que temos uma boa alimentação. Manter uma boa alimentação e as funções normais do corpo é uma espécie de medida de equilíbrio. Nossas refeições devem incluir uma variedade de frutas e legumes, grãos, fibras, proteínas com pequenas quantidades de gordura e muita água para proporcionar uma boa alimentação. O seu corpo faz grandes esforços para combater doenças sozinho, mas, para tanto, ele precisa dos recursos adequados. A má alimentação diminui a função mental e a produtividade, assim como reduz a imunidade do corpo contra doenças como o câncer.

Todos sabemos que exercícios podem manter o seu peso ideal. Quando você está obeso, tem mais células de gordura, ou tecido *adiposo*, que podem liberar grandes quantidades de estrógeno para seu corpo. Em geral, a obesidade aumenta o risco de as mulheres desenvolverem qualquer câncer relacionado a hormônios, como o de mama e de endométrio. Homens obesos correm maior risco de desenvolver câncer de próstata.

Exercícios são ótimos para reduzir os níveis de insulina, os hormônios e as proteínas (conhecidas como fatores de crescimento). Fatores de crescimento devem estar presentes para o desenvolvimento de qualquer tipo de câncer.

Exercícios liberam endorfinas, os neurotransmissores do bem-estar, e reduzem o estresse. Mais endorfinas reduzem o desejo de fumar e beber, o que reduz o risco geral de ser afetada pelo câncer de mama. Os pesquisadores descobriram que níveis elevados de estresse podem prejudicar seu sistema imunológico, o que pode aumentar o risco de desenvolver câncer.

Gorduras

Casos de câncer são mais raros em países em que a alimentação regional é baseada em plantas ou vegetariana e com baixo teor de gordura. Estudos demonstraram que, se as garotas ingerirem uma alimentação rica em gorduras durante a puberdade, correm maior risco de desenvolver câncer de mama — mesmo que não sejam obesas.

CUIDADO

Porém, sejamos francas sobre a sequência de eventos que, em muitos casos, levam ao câncer de mama. Uma alimentação rica em gorduras significa mais calorias, e mais calorias causam ganho de peso, o que leva à obesidade e a maiores níveis de estrógeno — que aumenta o risco de câncer de mama. Na próxima seção, falamos mais sobre obesidade.

Carne vermelha e carnes processadas

Uma dieta rica em carnes vermelhas e processadas aumenta o risco de desenvolver câncer, enquanto uma dieta rica em frutas, legumes e grãos diminui esse risco. Vários pesquisadores descobriram que o pigmento vermelho (chamado *heme*) das carnes vermelhas e processadas prejudica as células do estômago e dos intestinos. O heme tem uma toxicidade própria, mas também promove a formação e a liberação de compostos carcinogênicos N-nitrosos (NOCs). Causa a produção de toxinas a partir de bactérias do estômago, aumentando o risco de vários cânceres, como o de mama, o de estômago e o colorretal. Nitratos e nitritos são substâncias químicas muitas vezes usadas em carnes processadas e para preservar carnes. Quando são ingeridas e absorvidas pelo estômago e pelos intestinos, podem ser convertidas em NOCs. Provavelmente esse é o motivo pelo qual os pesquisadores encontraram maior risco de câncer em carnes processadas em comparação à carne vermelha. Pesquisas continuam estabelecendo elos entre NOCs e outros tipos de câncer, como o de mama.

Quem não gosta de um churrasco? Infelizmente, os pesquisadores também descobriram que cozinhar carne em temperaturas muito altas produz substâncias químicas cancerígenas chamadas aminas policíclicas (AAPs) e aminas heterocíclicas (AHCs).

DICA

Ferver ou refogar (fritar levemente) e então cozinhar lentamente carnes em um recipiente tampado são ótimas alternativas e reduzem o risco de câncer. Note, também, que carnes brancas (como aves, coelho e vitela) contêm pouco ou nenhum heme, e seu consumo diminui o risco de câncer.

Obesidade

Estar acima do peso ou obeso aumenta o risco de desenvolver câncer de mama na menopausa em 30%. Ter gordura adicional no corpo após a menopausa aumenta a produção de estrógeno e os fatores de crescimento porque os ovários não produzem mais hormônios, e o tecido adiposo se torna a fonte de estrógeno para o corpo. Quando os ovários produzem hormônios, o fazem na quantidade necessária ao funcionamento do corpo. Mas, quando o tecido adiposo produz estrógeno, a quantidade não é controlada, e o corpo pode ser "inundado" com níveis elevados de estrógeno — o que pode levar ao câncer de mama.

Em resumo, acredita-se que o aumento do risco de desenvolver câncer de mama na pós-menopausa se deve aos elevados níveis de estrógeno em mulheres obesas. Por terem mais tecido adiposo, os níveis de estrógeno de mulheres obesas são mais altos, potencialmente levando ao crescimento mais rápido de tumores mamários sensíveis ao estrógeno.

Um aumento na medida da cintura antes da menopausa também aumenta o risco de câncer de mama após a menopausa — separado da questão da obesidade. Muitas vezes, o índice de massa corporal (IMC) é usado para determinar o peso saudável. O IMC é uma ferramenta útil para descobrir se você está com um peso saudável para a sua altura.

DICA

Uma ferramenta simples e menos precisa (amplamente usada no Reino Unido) que pode ajudar a determinar o peso ideal é simplesmente medir a cintura. Use uma fita métrica para medir 2cm acima do umbigo. A cintura de uma mulher deve medir menos que 80cm, e a de um homem, menos que 93cm.

Fumo

O fumo pode causar vários tipos de câncer — principalmente de pulmão, de garganta, de esôfago, de bexiga e renal —, mas também gera um pequeno risco de câncer de mama. Fumar cigarros expõe seu corpo a substâncias químicas como o benzeno, polênio-210, nitrosaminas e benzo(a)pireno, que são conhecidas por causar danos ao DNA nas proteínas supressoras de tumores que protegem as células de desenvolver câncer. Muitos cigarros contêm cromo, que produz toxinas como o benzo(a)pireno, que adere ao DNA como cola e aumenta os danos às proteínas e às células. Outras substâncias químicas nos cigarros são arsênico e níquel, que bloqueiam o processo natural das células de reparar DNA danificado. Por esse motivo, células danificadas têm maior probabilidade de se tornarem cancerosas.

Os pulmões de fumantes estão comprometidos e têm menor probabilidade de tolerar exposição a substâncias químicas tóxicas do que de não fumantes com pulmões sadios. As substâncias químicas encontradas nos cigarros dificultam a tarefa de fumantes de remover toxinas naturalmente, porque seu sistema imunológico está enfraquecido.

Álcool

Consumir álcool também aumenta o risco de desenvolver câncer. Não importa se você tomar cerveja, vinho ou destilados, pois nenhum tipo de álcool é melhor ou pior que o outro. Beber e também fumar aumenta ainda mais o risco de câncer. Não há quantidade "segura" de álcool quando se quer prevenir o câncer, apesar de a Sociedade Americana de Câncer ter declarado que, quando se consome menos álcool, o risco diminui. É verdade que pesquisas mostraram que um copo de vinho tinto por dia ajuda a prevenir doenças cardiovasculares — mas não o câncer. Sem parar totalmente, a medida mais sensata para prevenir o câncer é beber com cautela e moderação.

O álcool também aumenta os níveis de estrógeno no corpo. Elevados níveis de estrógeno no organismo podem indicar às células para se dividirem mais rapidamente, o que aumenta o risco de câncer de mama.

Tratamento Anterior e Exposição a Substâncias Químicas

Se você fez radioterapia de campo envolvido ou radioterapia na parede do tórax para doença de Hodgkin ou qualquer outra, pode correr risco de desenvolver câncer de mama no futuro. Esse histórico de radiação anterior aumenta o risco de câncer de mama porque a mama está localizada no campo ou área do corpo atingida pela radiação.

Muitas pessoas sem histórico familiar da doença têm câncer de mama *esporádico*. Pesquisas mostram evidências de que as causas de cânceres esporádicos são basicamente atribuídas a exposições ambientais, como a vapores industriais e silício.

Exposição a DES (dietilestilbestrol)

Se você recebeu DES (dietilestilbestrol) para evitar um aborto espontâneo entre 1940 e 1971, tem maior chance de desenvolver câncer de mama. Além disso, se foi exposta a DES durante a gestação de sua mãe, corre um risco um pouco maior de desenvolver a doença depois dos 40 anos.

Hormônios: Uso de estrógeno e progesterona

Há vários tipos de hormônios em nosso corpo, mas os mais importantes para os órgãos femininos são o estrógeno, a progesterona e a testosterona — todos produzidos pelos ovários. As várias mudanças nos níveis hormonais do corpo ajudam a regular o ciclo menstrual e todos os sintomas associados da síndrome da tensão pré-menstrual (TPM). Quando os níveis desses hormônios naturais são mais elevados do que deveriam para regular as funções normais do corpo, o risco de câncer aumenta.

A terapia de reposição hormonal (TRH) é um tratamento oferecido às mulheres após a menopausa para tratar sintomas como fogachos e variações de humor. A TRH repõe os hormônios naturais que os ovários não produzem mais após a menopausa e pode consistir em uma forma sintética de estrógeno, chamada estradiol, ou progesterona (chamada norgestimato, noretindrona ou drospirenona), que podem ser ministrados separadamente ou em combinação.

Fatores ambientais

Houve um protesto público nos Estados Unidos e no Reino Unido com relação a substâncias químicas sintéticas nos alimentos, em produtos de uso doméstico e no meio ambiente. Algumas dessas preocupações se concentraram em substâncias químicas chamadas de *imitadores hormonais* e *disruptores endócrinos* (EDCs), como ftalato ou triclosan. EDCs são encontrados em todo lugar. Estão em pesticidas, plásticos, solventes, alimentos e água afetados, e em emissões de gases de veículos. As pessoas são expostas aos EDCs ao comer e beber, usar certos cosméticos e produtos para a pele, e ao respirar. EDCs desregulam a função normal dos hormônios no corpo, o que pode levar a doenças que incluem o câncer.

O ar que respiramos todos os dias pode ser composto de diferentes substâncias, dependendo dos tipos de poluição em sua cidade, do tempo e da época do ano. A poluição do ar pode vir em forma de vapores sintéticos causados por fumaça, emissão de veículos, queima de combustíveis pelas indústrias, assim como de fontes naturais como gás rádon, um gás radioativo natural. O rádon é encontrado no ar em nível reduzido ao ar livre, mas às vezes se acumula em altas concentrações em ambientes fechados.

NESTE CAPÍTULO

» Detectando mudanças na mama que podem ser sintomas de câncer

» Discutindo o que faz a mama aumentar ou diminuir

» Entendendo a diferença entre celulite, mastite e abscesso da mama e mais

Capítulo 3

Indicadores de Câncer de Mama

Conhecer suas mamas é o segredo para identificar alterações que possam ser um sinal de câncer. Às vezes, o medo nos faz reféns e impede de apreciar a vida e nossa saúde, e o medo de desenvolver câncer de mama não foge à regra. Entender os sinais e os sintomas do câncer de mama é essencial para a detecção precoce dessa e de outras doenças de mama não cancerosas.

Procure cinco sintomas importantes que podem estar relacionados ao câncer de mama. Observe que mudanças que ocorrem apenas em uma das mamas são mais preocupantes do que as que ocorrem nas duas ao mesmo tempo:

» Mudança no tamanho, forma ou sensibilidade da mama.

» Mudanças na pele.

» Nódulo novo na mama ou axila.

» Mudança na posição do mamilo.
» Dor na mama.

Monitorando Mudanças no Tamanho e na Forma da Mama

O tamanho e a forma das mamas são únicos. O crescimento das mamas é influenciado principalmente pela liberação de estrógeno e de outros hormônios em seu corpo, junto com os genes (DNA) herdados de seus pais. A forma e a aparência de suas mamas são influenciadas por muitos fatores:

» Sua idade.
» Histórico da gestação.
» Amamentação.
» Histórico de infecções na mama.

O fato de a mulher ter passado pela puberdade e estar com os seios totalmente desenvolvidos não significa que seu tamanho será o mesmo durante toda a vida. Por exemplo, mudanças nos seios podem ocorrer depois da amamentação. O efeito da sucção do bebê nos mamilos e o peso das mamas com os ductos cheios de leite podem fazer com que os ligamentos que as prendem à parede torácica se distendam. A pele pode perder elasticidade, e as mamas podem assumir uma forma mais alongada, em forma de gota, devido à perda de tecido conjuntivo.

DICA

É essencial usar um sutiã que ofereça uma boa sustentação para reduzir os efeitos da gravidade nos seios. As dietas *ioiô* (nas quais se emagrece, recupera peso, emagrece de novo, e assim por diante) também causam a flacidez dos seios, por causa da perda e do ganho rápido de peso que estica a pele. Se isso acontece com você, fazer exercícios no banco com halteres (deitado de costas com os braços estendidos, um haltere em cada mão) e flexões de braço podem ajudar um pouco, porque ter os músculos peitorais definidos ajuda a dar a ilusão de seios firmes (embora o tecido das mamas não mude, já que não há músculos nelas).

Aumento no tamanho das mamas

Às vezes, já adulta, a mulher sente que os seios estão aumentando. Muitas vezes, isso ocorre devido ao ganho de peso. Os seios, afinal, são feitos principalmente de células adiposas, as quais também estão localizadas em várias outras partes do corpo. Quando se ganha peso, o número de células adiposas em todo o corpo aumenta e forma *tecido adiposo*, que armazena energia na forma de gordura e protege e isola o corpo. As mamas também contêm tecido adiposo.

A gestação causa o aumento das mamas devido ao aumento dos ductos de leite para auxiliar a amamentação. Pílulas anticoncepcionais também aumentam o tamanho das mamas devido ao aumento da sensibilidade delas às mudanças hormonais (estrógeno e progesterona) durante o ciclo menstrual.

Redução no tamanho das mamas

Os seios tendem a diminuir quando você perde peso, para de tomar pílulas anticoncepcionais e na pós-menopausa — isto é, quando seus ovários não produzem mais estrógeno.

CUIDADO

A redução no tamanho dos seios, acompanhada por queda de cabelos e aumento de pelos faciais ou acne (no rosto, peito e costas), pode ocorrer devido a altos níveis de testosterona e deidroepiandrosterona (DHEA), que é o hormônio esteroide mais abundante no corpo. O DHEA é produzido pelas glândulas adrenais, pelas gônadas e pelo cérebro para melhorar a função do andrógeno e do estrógeno em seu corpo. Se você tiver estes sintomas, é importante conversar com seu médico. Talvez precise fazer um exame para verificar a existência da síndrome do ovário policístico (SOP).

Pesquisas menores têm sido realizadas para analisar o efeito da cafeína no tamanho das mamas, mas não há consenso médico sobre seu efeito (em quantidades específicas) em seu tamanho. Não há relação comprovada entre consumo de cafeína e câncer de mama até o momento.

Observando Alterações na Pele

Normalmente, a cor da pele dos seios é semelhante à do resto do corpo, embora possa ser um pouco mais clara devido a menor exposição ao sol. Os mamilos e a aréola (área escura ao redor do mamilo) geralmente são mais escuros, com algumas saliências e texturas. Assim como no resto da pele, pode haver sardas ou verrugas nas mamas. Algumas pessoas também têm estrias nas mamas devido a alterações de tamanho ao longo do tempo.

Exantema

Pode ocorrer um exantema na mama fazendo você se preocupar com a possibilidade de ser câncer de mama inflamatório. A melhor coisa a se fazer nesse caso é conversar com seu médico. Exantemas podem surgir devido ao suor e em área de atrito da pele (também chamado de *fricção*), e isso geralmente acontece debaixo das mamas.

Outra causa comum de exantemas é a exposição a novos produtos ou tecidos. Avise ao médico se usou um sutiã, um hidratante ou um sabão em pó novos. Se você não puder determinar a causa do exantema, talvez seu médico receite uma pomada esteroide tópica ou um creme antifúngico ou antibacteriano. A maioria dos exantemas não tem a ver com câncer de mama.

CUIDADO

Se o exantema persistir depois do tratamento prescrito pelo médico, então você deve fazer outra avaliação com um dermatologista ou especialista em mama a fim de determinar se é outro problema na mama ou câncer.

Doença de Paget

A doença de Paget pode se manifestar em forma de exantema ao redor do mamilo, especialmente na aréola. Muitas vezes é confundida com eczema ou dermatite. Além do exantema, a doença de Paget pode apresentar os seguintes sintomas:

- » Prurido, formigamento ou vermelhidão no mamilo ou aréola.
- » Mamilo invertido ou plano.
- » Secreção espontânea com sangue ou amarelada no mamilo.
- » Pele seca, escamosa, áspera ou espessa ao redor da aréola.

Muitas vezes, os sintomas da doença de Paget são confundidos com os de outros problemas de pele. Frequentemente, é dado um diagnóstico errado, levando a atrasos no tratamento. Muitos pacientes com a doença de Paget muitas vezes têm câncer no interior da mama, geralmente CDIS ou carcinoma ductal invasivo, motivo pelo qual é importante consultar seu médico sobre exantemas persistentes na mama. O tratamento para a doença de Paget é semelhante ao do de câncer de mama, e pode incluir cirurgia conservadora da mama (lumpectomia) e radioterapia.

Espessamento da pele

No caso de *espessamento da pele* das mamas, ela pode parecer inchada ou ter acúmulo de fluido, e apresentar um padrão ondulado parecido com casca de laranja (às vezes chamado de *peau d'orange*, que significa "pele de casca de laranja").

Apesar de o espessamento da pele ser um dos sinais de câncer de mama inflamatório, normalmente há outros sinais que precisam ocorrer em conjunto para confirmar o diagnóstico de câncer:

- Vermelhidão na mama.
- Sensação de calor na mama.
- Endurecimento da mama.

CUIDADO

Se ocorrer *qualquer* espessamento na mama, procure seu médico para avaliar os sintomas.

Celulite

A mama pode ficar vermelha se houver uma infecção de pele chamada *celulite*. A celulite pode ocorrer com frequência após a radioterapia ou uma cirurgia de redução de mama, porque esses tratamentos podem causar inflamação na pele. Qualquer inflamação na pele pode aumentar o risco de uma infecção secundária.

Quando a celulite é resultado de uma infecção, é causada por bactérias que atravessam a pele por uma barreira rompida, como um ferimento. A infecção pode se espalhar depressa, produzindo inflamação nas camadas (derme e tecido subcutâneo) da pele. Quando as células brancas do sangue do sistema imunológico lutam contra a infecção, percebe-se um fluxo sanguíneo maior no local sob forma de vermelhidão.

Você pode sentir dor, sensibilidade e inchaço nas mamas e observar um caroço inchado ou um linfonodo aumentado sob o braço. Os linfonodos costumam ficar maiores perto da área de uma infecção. Esse é um sinal de que o sistema de defesa do corpo (o sistema imunológico) está ativado.

CUIDADO

Se sentir alguns desses sintomas, procure seu médico para ser tratada com o antibiótico adequado.

Mastite

A *mastite* é semelhante à celulite no que se refere a dor, vermelhidão e calor ao toque na mama. Entretanto, a mastite se deve a uma infecção sob a pele na glândula mamária (a glândula produtora de leite na mama). Ela ocorre com a entrada de bactérias na mama através do mamilo ou de uma fissura da pele. Muitas vezes, a mastite ocorre junto com a celulite da pele da mama. Outros sintomas que podem ocorrer com a mastite são dor de cabeça, fadiga, febre e calafrios.

Abscesso mamário

Um *abscesso mamário* é um espaço oco na mama que se enche de pus. Isso ocorre por causa de uma infecção nos ductos de leite ou na pele, que é causada por bactérias que penetram na pele pelo mamilo ou por uma fissura. O *staphylococcus aureus* é a bactéria mais comumente encontrada em abscessos de mama. A celulite e a mastite (veja as duas sessões anteriores), se não tratadas, podem se transformar em um abscesso.

A maioria das infecções mamárias é tratada com um antibiótico para destruir o *staphylococcus aureus*, visto que esse micróbio é sua causa mais comum. Se a infecção for causada por outra bactéria, o antibiótico pode não ser útil e a infecção pode se agravar. Se isso ocorrer e a infecção piorar depois de alguns dias tomando a medicação, ela precisa ser mudada. Se a infecção provocar um abscesso, além da prescrição de um antibiótico, ele precisará ser drenado com uma agulha ou cirurgicamente.

Investigando Nódulos e Inchaços

Nódulos, inchaços e estruturas semelhantes a uma massa podem se desenvolver nas mamas. Cistos mamários e mamas densas são resultados frequentes em mamografias e ultrassons de mama. Nesta seção, discutimos suas diferenças.

Massas mamárias e fibroadenomas

Muitas vezes, quando uma mulher sente um nódulo ou uma massa na mama, o instinto a faz entrar em pânico. Entretanto, 70% das massas ou nódulos encontrados na mama são benignos — não cancerosos. Muitas vezes, essas massas benignas são inofensivas e, se não provocam dor, podem não exigir nenhum tratamento.

Um fibroadenoma é uma massa benigna comum encontrada na mama. Ele provoca os seguintes sintomas:

- Aumento no tamanho da mama.
- Dor na mama (*mastalgia*).
- Granulosidade e rigidez nas mamas, principalmente no período pré-menstrual.

Fibroadenomas são nódulos sólidos, redondos, lisos e móveis, que muitas vezes se desenvolvem na parte externa dos ductos de leite e são mais comuns em mulheres jovens. Podem se desenvolver nas duas mamas e cada mama pode ter vários fibroadenomas. Fibroadenomas podem aumentar ou desaparecer sozinhos. Eles geralmente ficam maiores durante a gestação.

Cistos mamários

É possível que você sinta nódulos nos seios o tempo todo ou só na época da menstruação. Mamas nodulares podem ser causadas por mamas densas (veja a seção a seguir), mudanças hormonais ou TPM, que aumentam a formação de *cistos* benignos (não cancerosos) — sacos com material fluído na mama. Cistos mamários na mama podem parecer bolas redondas com bordas lisas. Eles já foram descritos como uvas ou pequenos balões de água.

Os cistos podem ocorrer em uma ou ambas as mamas, e também em quantidades desiguais em cada mama. Cistos mamários podem ficar sensíveis e mais doloridos imediatamente antes e após o período menstrual, ou podem ser doloridos o tempo todo.

O tratamento de cistos mamários doloridos pode incluir *aspiração* — remoção de fluido com uma agulha fina — ou terapia com anti-inflamatórios não esteroides (por exemplo, ibuprofeno, naproxeno e similares).

Mamas densas

LEMBRE-SE

Muitas mulheres acham que mamas densas são mamas firmes e compactas, mas não é assim. Mamas densas *não* são determinadas pela firmeza ou pelo tamanho, mas *apenas* pelos resultados de uma mamografia.

Na mamografia, as mamas densas exibem mais tecido fibroso e glandular. Tanto o tecido canceroso quanto o de mamas densas aparecem como manchas brancas em um raio X.

DICA

Mulheres com mamas densas devem perguntar ao médico se precisam realizar uma tomossíntese digital em 3D (ou *mamografia em 3D)*, como exame adicional ou na próxima mamografia anual, em vez de uma mamografia convencional em 2D. Atualmente, recomenda-se que mulheres com mamas extremamente densas se submetam a uma ressonância magnética e/ou ultrassom para uma avaliação mais profunda.

Lidando com Dores e Desconfortos na Mama

Dores e desconfortos nas mamas são causados pela compressão de suas terminações nervosas. Basicamente, os neurotransmissores nos nervos enviam mensagens ao cérebro de que a mama está doendo. Qualquer coisa que cause a compressão dos nervos pode provocar dor nas mamas, incluindo massas mamárias, cistos mamários, fluidos/inflamações (que podem ser causados por infecção ou trauma) e cicatrizes.

CUIDADO

Um sutiã mal ajustado também pode causar dor porque comprime áreas da mama, e fluidos podem ficar presos em certos locais que comprimem as terminações nervosas. Não usar um bom sutiã de sustentação ao correr e praticar exercícios de alto impacto pode causar trauma à parede torácica e às mamas. A sensibilidade na parede torácica pode durar por várias semanas, porque os músculos estão tensionados. Se sentir qualquer um desses sintomas, fale com seu médico para receber tratamento.

A deficiência de ferro também causa dor nas mamas, devido à função do ferro de regular hormônios da tiroide. Foram realizados estudos mostrando que 6mg de suplemento de iodo reduzem dores nas mamas e melhoram a função da tiroide. Se você sente dores nas mamas e acha que ela pode ser causada por deficiência de iodo, converse com seu médico para determinar quais suplementos de iodo são melhores para você.

Mudanças nos Mamilos

Você também deve se atentar aos mamilos. Esta seção descreve alguns detalhes que devem ser observados.

Inversão dos mamilos

Às vezes, as mulheres têm mamilos naturalmente invertidos — eles não são salientes. Essa é sua condição normal. Mas, em algumas mulheres, um deles pode se inverter ou retrair quando seu estado normal é ser protuberante. Se isso ocorrer, é importante consultar seu médico, pois pode ser um sinal de câncer de mama.

DICA

Porém, antes de correr para o médico, certifique-se de que o mamilo não se inverteu temporariamente por causa da compressão do sutiã esportivo. Se for esse o caso, o mamilo acabará "pulando" para fora, sem ter relação com câncer de mama.

Secreção espontânea leitosa no mamilo

E quando ouvimos as palavras *secreção espontânea no mamilo*, geralmente pensamos em gravidez e amamentação. Contudo, é normal uma secreção espontânea leitosa continuar por até dois anos após o término da amamentação. Há vezes em que a secreção espontânea no mamilo ocorre fora do período de amamentação e gestação.

A secreção espontânea no mamilo pode ocorrer durante ou depois de estímulos sexuais, que incluem preliminares ou sugar os seios. Também pode ser causada pelo uso de medicamentos. A produção do leite materno é provocada por um hormônio chamado prolactina, produzido pela glândula pituitária, no cérebro. A prolactina é regulada pela dopamina, e, quando certos medicamentos afetam o nível de dopamina no cérebro, pode haver um aumento em seus níveis.

Uma tiroide hipoativa também aumenta os níveis de prolactina, causando secreção espontânea nas mamas. Doenças renais e estresse também elevam os níveis de prolactina. No extremo está o adenoma (tumor) não canceroso chamado *prolactinoma* na glândula pituitária, que aumenta a produção de prolactina. A secreção espontânea leitosa não costuma ser vista no câncer de mama, mas, se você começar a tê-la, consulte seu médico para determinar a causa.

Secreção espontânea com sangue no mamilo

Muitas vezes, as mulheres acham que secreção espontânea no mamilo significa que têm câncer de mama, mas a maioria dessas secreções não tem causa cancerosa.

Uma secreção espontânea com sangue muitas vezes é causada por um pequeno tumor não canceroso (benigno) chamado *papiloma intraductal* (PI), que se forma nos ductos de leite da mama. O PI é formado por tecido fibroso, glândulas e vasos sanguíneos e é comum em mulheres de 35 a 55 anos. O PI pode ocorrer em uma ou ambas as mamas ao mesmo tempo e não significa que você tem câncer de mama. Entretanto, às vezes pode conter células anormais ou atípicas, que podem aumentar o risco de câncer.

O PI geralmente é indolor, mas devido ao risco de conter células anormais ou cancerosas, o tratamento recomendado é a remoção cirúrgica. Quando o tumor é removido, pode-se examiná-lo em detalhes e determinar se contém áreas de tecido canceroso em seu interior. Geralmente, não há câncer associado ao PI, mas é importante ter certeza. Se tiver um PI, discuta com seu médico o melhor tratamento para você.

Além disso, seu médico pode pedir uma mamografia, um ultrassom e/ou uma biópsia da mama) para confirmar o diagnóstico do PI.

CUIDADO

A secreção espontânea no mamilo tem maior chance de indicar câncer de mama se envolver apenas um mamilo e ocorrer junto com mudanças na pele. Se tiver secreção espontânea e alterações na pele, consulte seu médico.

2

O Diagnóstico do Câncer de Mama

NESTA PARTE...

Aprenda a fazer o autoexame das mamas, o que significa seguir as diretrizes para rastreamento do câncer de mama e saber como funciona o diagnóstico.

Atualize-se sobre biópsias da mama e como funcionam.

Confira os estádios e graus de câncer de mama e o que significam.

NESTE CAPÍTULO

» **Revendo como fazer o autoexame das mamas**

» **Entendendo por que os exames para detecção do câncer de mama são necessários**

» **Sabendo como o câncer e mama é diagnosticado**

Capítulo **4**

Consciência do Corpo e Detecção do Câncer de Mama

A detecção do câncer de mama começa com você. E, depois de uma determinada idade, você deve se submeter a exames de mama, que geralmente envolvem uma mamografia, para determinar se há problemas e se devem ser realizados exames adicionais.

DICA

A idade exata em que se deve iniciar os exames preventivos para câncer de mama é tema de discussões nas organizações de saúde pública e grupos de interesse, mas 40 é uma boa idade para começar a perguntar ao médico se você precisa fazer uma mamografia.

Saiba que não existe "certo" ou "errado" no modo de examinar as mamas em busca de mudanças. Esta seção fala sobre vários métodos. Você pode examinar as mamas enquanto estiver no chuveiro, deitada na cama, passando hidratante ou se vestindo. Escolha o método mais confortável para você e use sempre o mesmo para saber como suas mamas são em determinada posição. Isso ajuda a destacar qualquer mudança ao longo do tempo.

O que Procurar

O autoexame das mamas não leva mais do que dez minutos. Ao realizá-lo, fique atento ao seguinte:

- **Direção dos mamilos:** Há mudança na direção do mamilo? Isto é, ele parece estar em um ângulo diferente? Ou o mamilo está retraído (invertido), quando costumava ser saliente?
- **Secreção espontânea nos mamilos:** Como o nome indica, a secreção espontânea no mamilo ocorre espontaneamente (sem estímulo ou pressão)? É leitosa, amarela, marrom, contém sangue, ou escorre lentamente (como se pingasse de um ferimento)?
- **Mudanças na aréola:** Há mudanças na pele escura ao redor do mamilo? Ela está inchada ou enrugada?
- **Espessamento da pele:** A pele parece mais espessa? É possível encontrar pele espessa na parte superior ou inferior de seios grandes, como uma protuberância.
- **Casca de laranja:** Você tem pele de "casca de laranja"? Isso ocorre quando a pele parece ter poros excepcionalmente grandes em qualquer parte da mama.
- **Depressões:** Há depressões novas na pele, ou áreas de afundamento?
- **Inchaço:** Há inchaço, acima da mama ou embaixo do braço?

Algumas dessas mudanças podem aparecer nas mamas de uma pessoa normalmente, talvez desde a puberdade. É mais importante notar *novas mudanças nas mamas* diferentes de mudanças anteriores. Se encontrar quaisquer mudanças em suas mamas, avise a seu médico. Mudanças encontradas no início geralmente são tratáveis.

Fazendo o Autoexame da Mama

Como mencionamos, aqui estão alguns modos diferentes de examinar suas mamas. Esta seção fala sobre os três modos mais comuns.

No chuveiro

Passe a palma da mão delicadamente na mama e embaixo da axila em movimentos circulares. Talvez seja preciso segurar o seio "em concha" (quatro dedos no alto da mama e o polegar embaixo dela) para sentir a parte central da mama. Enquanto faz o exame, faça pressão leve para encontrar mudanças sob a pele, pressão média para sentir mudanças em uma camada mais profunda e pressão forte para sentir mudanças perto da parede torácica.

Será mais fácil deslizar os dedos sobre a pele molhada. Procure pontos espessos, nódulos e inchaços.

Diante do espelho

» **Mãos ao lado do corpo:** Coloque os braços ao lado do corpo e olhe para os seios no espelho. Gire a parte superior do corpo lentamente enquanto as mãos estão ao lado do corpo e contraia os músculos do peito.

» **Mãos na cabeça:** Erga as mãos, coloque-as na cabeça e procure inchaços ou enrugamentos em cada mama, principalmente na parte inferior. É normal ter enrugamentos em ambas as mamas no mesmo local; se as covinhas surgirem em apenas uma das mamas, consulte seu médico para uma avaliação.

» **Mãos acima da cabeça:** Erga as mãos acima da cabeça e procure mudanças na mama, principalmente na área dos mamilos (como mamilos invertidos).

» **Mãos nos quadris:** Pouse as mãos nos quadris e aperte firmemente enquanto flexiona os ombros para trás. Essa posição lhe permitirá flexionar os músculos do peito enquanto gira a parte superior do corpo para procurar mudanças na forma ou na aparência.

De costas

Deite-se e coloque um travesseiro no meio das costas. Isso permite que seu peito se expanda. Em seguida, coloque a mão direita atrás da cabeça, e com a palma esquerda e os dedos aperte delicadamente em movimentos circulares, como se a mama fosse um relógio imaginário.

DICA

Faça o exame de mama de forma metódica. Comece pelas bordas externas da mama na posição de 12h do relógio imaginário e mova em sentido horário até voltar à posição inicial. Mova um pouco para o centro do relógio de novo e repita. Continue os movimentos circulares para dentro até chegar ao mamilo. Passe para a mão direita e repita na outra mama.

Diretrizes para Rastrear o Câncer de Mama

O objetivo dos exames de rastreamento de câncer de mama é, claro, a detecção precoce da doença, para que se obtenha o tratamento adequado, se necessário. Quanto mais depressa qualquer problema for detectado, melhor. Isso é óbvio, certo?

Infelizmente, algumas pessoas criam barreiras psicológicas. Algumas se recusam a realizar uma mamografia, por exemplo, por medo do desconhecido, ou apenas por não quererem saber se têm câncer.

Acredite quando dizemos que, ao se tratar de câncer, a ignorância decididamente *não* é uma bênção.

Submeter-se a exames é uma forma de ser proativo para manter uma boa saúde. Todos poderemos ficar doentes pelo menos uma vez na vida, porém a doença *não* precisa ser a causa de nossa morte. Muitos que descobrem que têm um câncer de mama avançado dizem: "Eu gostaria de ter feito uma mamografia todos os anos", ou, "Gostaria de ter pedido ao médico para examinar este nódulo dois anos atrás", ou mesmo "Gostaria de não ter ignorado o exantema no seio durante nove meses pensando que era um eczema ou uma dermatite".

Geralmente, começa-se a realizar mamografias aos 40 anos. Recentemente, houve mudanças controversas nas diretrizes de rastreamento em várias organizações. Algumas recomendam o início do exame mais tarde (entre 45–50 anos) e outras, a cada dois anos (e não anualmente) ou só quando há expectativa de vida de dez anos ou mais.

DICA

Mastologistas e clínicos têm opiniões firmes sobre seus clientes realizarem autoexames, exames clínicos das mamas e mamografias. Inúmeras vezes nós (as autoras, especialistas em câncer de mama) tivemos pacientes que nos procuraram com a queixa de uma massa mamária que elas ou os cônjuges sentiram.

Mamografia: A Ferramenta Confiável

Uma *mamografia* é um procedimento realizado com um aparelho que tira um raio X da mama. Mamografias podem ajudar a encontrar um tumor maligno no início, às vezes até três anos antes de a massa poder ser sentida. Cânceres de mama desenvolvidos são quase sempre vistos na mamografia, mas cânceres menos avançados podem não ser vistos.

Às vezes, a mamografia mostra pequenas áreas de cálcio em padrões na mama chamadas de *calcificações*, e costumam estar presentes em mamas sem nódulos. Às vezes, as calcificações podem marcar áreas da mama que podem desenvolver um câncer ou podem estar presentes em mudanças não cancerosas. A habilidade e o conhecimento de um bom radiologista são necessários para interpretar os diferentes padrões de calcificações e determinar qual mudança tem mais probabilidade de estar relacionada ao câncer.

Tomossíntese — Mamografia em 3D

Atualmente, a mamografia *tomográfica* (às vezes chamada de mamografia em *3D*, dependendo do fabricante) é a melhor mamografia para rastreamento. Uma mamografia convencional faz imagens da mama em quatro ângulos, enquanto a tomossíntese faz imagens e as divide em uma média de 40 imagens seccionais ou mais, dependendo do tamanho da mama. As mamografias tomográficas ajudam o radiologista a encontrar tumores mais cedo — mesmo muitos *anos* antes do que uma mamografia convencional os encontraria. Mamografias tomográficas também ajudam a reduzir o número de pacientes que são chamados para fazer imagens adicionais envolvendo tecidos sobrepostos ou mamas densas.

Um inconveniente da mamografia tomográfica é o fato de não estar disponível em todas as clínicas de radiologia. E podem custar mais do que mamografias convencionais. Embora alguns planos de saúde não cubram o custo de mamografias 3D, se você somar o preço de uma mamografia convencional e o de um ultrassom de mama, geralmente gastará muito mais do que com uma mamografia tomográfica, uma mamografia diagnóstica (ou pedido para refazer o exame) e um ultrassom de mama.

Vantagens de mamografias de rastreamento

A maioria dos especialistas afirma que o benefício de realizar uma mamografia de rastreamento para detectar o câncer de mama precocemente compensa muito o risco de não a fazer:

» Quanto mais cedo uma mudança for identificada em sua mama, maiores são suas chances.

» Receber um diagnóstico de câncer em estádio inicial aumenta suas probabilidades de não precisar de mastectomia (remoção total da mama) ou quimioterapia.

Desvantagens de mamografias de rastreamento

Mamografias convencionais ainda são eficazes, mas um ultrassom pode ser necessário em pacientes com alto risco ou mamas densas. E, por mais úteis que sejam, apresentam algumas desvantagens.

Sobrediagnóstico

Apesar de a realização regular de mamografias reduzir o risco de morte por câncer de mama, ele ainda existe. Mulheres que se submetem às mamografias regularmente ainda recebem o diagnóstico de câncer de mama e ainda podem morrer devido à doença. O risco mais comum de realizar mamografias é que elas podem mostrar cânceres precoces que, se continuassem não detectados, poderiam não causar nenhum sintoma ou se tornar uma ameaça à vida. O carcinoma ductal in situ (CDIS) — pequenos cânceres invasivos que nunca teriam causado problemas — muitas vezes é sobrediagnosticado. Muitas vezes, o tamanho desses cânceres de mama permanece o mesmo ou até diminui sozinho. Muitas vezes, a pessoa pode morrer devido a outra causa, e não pelo câncer de mama. O sobrediagnóstico pode fazer com que você tenha que realizar exames e tratamentos desnecessários.

Sobretratamento

Pesquisas antigas realizadas nos anos de 1980 indicaram que em 40–50% das vezes os CDIS podem se transformar em cânceres invasivos. Pesquisas recentes indicam menos casos de progressão de CDIS.

É difícil dizer que tipo de CDIS se tornará um câncer de mama invasivo. Quanto mais baixo o grau do CDIS, menor a probabilidade de se tornar invasivo, ao passo que, quanto mais elevado seu grau, maior a probabilidade de se tornar invasivo. Como é difícil prever a gravidade do CDIS, a recomendação geral é remover o tumor CDIS em pacientes saudáveis. O tratamento normal para CDIS consiste em lumpectomia (cirurgia de conservação da mama) e radioterapia, mastectomia ou terapia endócrina/hormonal.

Falsos positivos e exames de acompanhamento desnecessários

Uma mamografia pode mostrar resultados *falsos positivos* — mudanças suspeitas de câncer de mama são vistas em raios X, mas a biópsia mostra resultado negativo para câncer. Às vezes, a mamografia mostra uma massa ou mudança que requer que você faça um acompanhamento a cada seis meses sem mudanças. Além de fazer mais de uma mamografia por ano, você pode ser chamada para realizar uma mamografia diagnóstica, um ultrassom de mama, uma IRM ou até uma biópsia — com um resultado negativo para câncer de mama. Embora uma biópsia de mama geralmente seja um procedimento seguro e de baixo risco, pode haver complicações, como sangramentos e infecção. Muitas mudanças nas mamas, como uma massa ou calcificações, não são cânceres de mama, mas podem indicar outros problemas, como fibroadenomas, cistos, papilomas, e assim por diante.

Como é feita uma mamografia

O tecnologista no centro de imagens pedirá que você fique diante do mamógrafo que tem duas placas de plástico transparente. Sua mama será colocada em uma placa e a outra placa será apertada com firmeza por cima da mama. As placas de plástico achatarão a mama e você deverá ficar imóvel enquanto os raios X forem tirados. Você sentirá uma pressão na mama. O tecnologista repetirá o processo para pegar uma imagem lateral da mama e com a outra mama para tirar os raios X da mesma maneira. Talvez você tenha que esperar um pouco enquanto o profissional se certifica de que os raios X mostram uma imagem boa da mama e não precisam ser refeitos.

Outros Exames de Rastreamento: IRM e Ultrassom

A *Imagem por Ressonância Magnética* (IRM) da mama — ou IRM da mama — é um exame usado para detectar cânceres e outras mudanças nas mamas. A IRM da mama produz várias imagens da mama e as combina usando o computador para proporcionar imagens mais detalhadas.

A IRM tem sido usada para detectar alguns cânceres não vistos na mamografia, mas é muito provável que se encontrem mudanças não cancerosas (um falso positivo). Para confirmar um resultado falso positivo, é necessário realizar mais exames e/ou biópsias. Talvez seja por isso que uma IRM não é recomendada como exame de rastreamento para mulheres com risco médio de câncer de mama, pois muitas vezes isso significa biópsias desnecessárias e outros exames para muitas dessas mulheres.

A IRM de mama também é usada após o resultado positivo para câncer de uma biópsia e se você estiver pensando em se submeter a uma lumpectomia. A IRM mostrará se há cânceres adicionais, se o câncer se espalhou ou atinge uma área maior da mama, e se há cânceres adicionais ou em outro local da mesma mama ou na outra mama (contralateral).

Ultrassom, às vezes chamado de *sonografia*, é uma técnica de imagem que usa ondas sonoras de alta frequência que passam pela mama, batem no tecido mamário e voltam em forma de imagem. Você provavelmente viu ultrassons na televisão ou em filmes com mulheres grávidas. Ele consiste no uso de uma pequena sonda (*transdutor*) na pele lubrificada com gel, e as ondas sonoras formam uma imagem na tela do computador. O ultrassom não é um instrumento de rastreamento de câncer de mama de primeira linha, mas pode ser útil no exame de massas sentidas na mama.

O ultrassom é inofensivo e não usa radiação ionizante. É usado com frequência para diagnosticar anormalidades na mama que podem ou não ser detectadas por exame físico, incluindo as seguintes:

» Nódulo na mama (benigno ou canceroso).

» Secreção espontânea no mamilo, com sangue ou incolor.

» Abscesso na mama.

O ultrassom mostra se uma massa é um cisto (com líquido em seu interior) ou se é sólido (um tumor canceroso ou não canceroso). O ultrassom também mostra se a massa recebe suprimento de sangue, o que aumenta a suspeita de câncer.

O ultrassom também é usado para examinar os linfonodos axilares à procura de mudanças que signifiquem a presença ativa de uma doença na mama ou na axila. Os linfonodos axilares podem ficar inchados se você cortar a pele durante a depilação, desenvolver um abscesso ou infecção na mama ou axila, ou desenvolver um câncer de mama ou linfoma.

Complementar a mamografia de rastreamento com o ultrassom apresenta prós e contras. Do lado positivo está o fato de que ele proporciona um exame completo da mama e pode determinar o tipo de massa mamária, o que, por fim, ajuda a lhe oferecer um diagnóstico. Do lado negativo, o ultrassom pode mostrar mudanças anormais que não foram vistas na mamografia, e pode exigir múltiplas biópsias — com um diagnóstico final negativo para câncer de mama.

NESTE CAPÍTULO

» **Reconhecendo o valor da biópsia**

» **Sabendo por que o médico escolhe uma biópsia em detrimento de outra**

» **Entendendo o procedimento de uma biópsia**

Capítulo **5**

Entendendo Biópsias de Mama

Diagnóstico por imagens das mamas são como telas de radar que indicam a presença de objetos não identificados. As imagens dizem ao médico que há algo anormal na área, mas não indicam o que é essa anormalidade. Como um piloto que não tem certeza se o radar mostra um avião, um balão meteorológico ou uma nave alienígena, o médico precisa de informações adicionais para determinar se a imagem diagnóstica mostra um tumor canceroso ou algo menos grave. Afinal, a maioria das anormalidades não é cancerosa.

A única forma de saber com certeza a identidade de qualquer anormalidade é realizar uma *biópsia da mama*, um procedimento médico que consiste em retirar minúsculas amostras de tecido mamário e analisá-las à procura de presença ou ausência de células cancerosas.

É mais provável que uma biópsia detecte um dos seguintes problemas menos graves:

- **Tecido de mama denso:** O tecido de mama denso aparece em branco nas mamografias e pode ser facilmente confundido com um crescimento anormal. A densidade do tecido mamário varia de uma mulher para outra, e as pessoas podem ter áreas de tecido mamário mais denso que outras. O tecido de mama denso dificulta a detecção de tumores e outras anormalidades pelo diagnóstico de imagem.
- **Alterações fibrocísticas da mama:** São muito comuns em mulheres com idade entre 20–50 anos e não tanto naquelas em pós-menopausa, a menos que estejam sendo submetidas a uma terapia de reposição hormonal. Esse problema está relacionado a mudanças hormonais e pode aumentar imediatamente antes de seu ciclo menstrual ou se você consumir mais cafeína do que o habitual. As alterações fibrocísticas da mama consistem em nódulos mamários, áreas nodosas ou espessamentos que tendem a se misturar com o tecido mamário normal adjacente. A área afetada fica firme e contém *cistos* (sacos cheios de fluido), o que pode fazer com que os seios pareçam maiores, nodosos, sensíveis ou pode provocar uma secreção espontânea marrom-escuro ou verde sem sangue, que sai do mamilo sem pressão ou dor persistente.
- **Tumores mamários benignos (não cancerosos):** Um tumor *benigno* é uma massa de células que apresenta um crescimento mais rápido e denso que o normal. Ele pode doer, mas células de tumores benignos não se espalham e não são perigosas. Entretanto, alguns tumores mamários benignos, como os classificados como hiperplasia atípica ou papiloma, aumentam o *risco* de desenvolver câncer.
- **Calcificações mamárias:** Sais de cálcio podem se acumular nas mamas e aparecer como pontos brancos na mamografia. As calcificações são comuns e, geralmente, inofensivas. Você provavelmente não as sentirá, e elas não provocam dor ou desconforto. Às vezes, podem se tornar perigosas, se começarem a se agrupar.

Sabendo em que Consiste uma Biópsia de Mama

Para realizar uma biópsia de mama, o médico (geralmente um radiologista ou cirurgião) usa uma agulha ou um bisturi para remover pequenas amostras de tecido do interior da mama, da pele da mama ou dos nódulos linfáticos axilares (debaixo da axila).

Amostras de tecido são tiradas de várias áreas da massa ou região suspeita da mama ou axila para aumentar a chance de encontrar células cancerosas (quando presentes) em seu interior. Mesmo que várias amostras de tecido sejam colhidas no local suspeito, elas são chamadas coletivamente de *a biópsia.*

Essas amostras de tecido (chamadas *fragmentos*) são enviadas para um patologista para análise. (Um *patologista* é um médico especializado em examinar células no microscópio a fim de identificar a presença ou ausência de doenças.)

Realizando o Tipo Certo de Biópsia de Mama

Todas as biópsias de mama envolvem remoção de tecido. Entretanto, o procedimento varia em termos de instrumentos e métodos usados para realizá-la. Por exemplo, uma biópsia com *punção aspirativa por agulha fina* (biópsia *core*) consiste no uso de uma agulha fina para extrair uma amostra de tecido do tamanho aproximado de um grão de arroz, enquanto uma biópsia *cirúrgica* consiste no uso de um bisturi para cortar um pedaço maior de tecido da mama. Em ambos os casos, o médico usará primeiro uma agulha menor para anestesiar a pele ao redor do local da biópsia, para minimizar qualquer desconforto ou dor. Na maioria das biópsias, você geralmente estará acordada, exceto na biópsia cirúrgica. Os procedimentos também variam na tecnologia de imagem digital usada para guiar o médico para a área de onde a amostra será retirada.

Se seu médico pediu uma biópsia estereotáxica ou uma biópsia core com agulha guiada por IRM, o procedimento pode lhe parecer um pouco estranho. Na biópsia estereotáxica, você fica deitada de bruços sobre uma mesa com a mama prestes a ser submetida ao procedimento pendendo para baixo por um orifício na mesa. A mama é comprimida entre duas placas de mamografia, e são tirados raios X para mostrar ao médico onde inserir a agulha.

A biópsia core com agulha guiada por IRM é semelhante, mas suas mamas ficam aninhadas em uma depressão na mesa. Embora pareça algo saído da Idade Média, o médico *está* realizando um procedimento médico moderno.

Participando Ativamente da Biópsia de Mama: Antes, Durante e Depois

Os resultados médicos são sempre melhores quando o paciente desempenha um papel ativo. O mesmo se aplica a uma biópsia de mama. Quando você sabe o que esperar antes, durante e após o procedimento, provavelmente ficará menos ansiosa e tomará as medidas necessárias para reduzir riscos, melhorar a recuperação e acompanhar os resultados. Nesta seção, discutimos como desempenhar um papel ativo em sua biópsia de mama.

Preparando-se para a biópsia e reduzindo riscos e complicações

Logo após agendar a biópsia, o médico que a realizará (um radiologista ou cirurgião de mama) deverá lhe informar sobre o tipo de biópsia ao qual será submetida. Ele deverá explicar por que ela foi escolhida, discutir seus benefícios e riscos e apresentar uma breve descrição do procedimento. Você receberá um kit que inclui a descrição do procedimento e as instruções de como se preparar para ele (por exemplo, parar de tomar determinados medicamentos e pedir a alguém que o leve para casa depois).

DICA

Se tiver dúvidas, não hesite em ligar para o consultório e perguntar.

Os riscos de uma biópsia estão associados principalmente a alergias ou sensibilidade a quaisquer medicamentos usados durante o procedimento, reações à anestesia local ou geral, outros problemas de saúde que tenha (como diabetes) e outros medicamentos ou substâncias que consuma. Possíveis complicações resultantes do procedimento incluem equimoses ou dor, sangramento, hematomas (acúmulo ou inchaço com sangue coagulado no local dentro do tecido), infecção, cicatrização lenta ou cicatrizes.

Forme uma parceria com o médico para reduzir riscos:

» Informe ao médico sobre alergias para que ele evite o uso de certos medicamentos.

» Informe ao médico se está tomando anticoagulantes, como ácido acetilsalicílico, varfarina, heparina, ibuprofeno ou naproxeno, porque esses medicamentos aumentam o sangramento no local da biópsia. (Para reduzir o sangramento, pare de usá-los durante sete dias antes da biópsia, ou conforme orientação do médico.)

» Informe ao médico se você tem histórico de diabetes e se ele está sob controle. Um controle inadequado da doença retarda a cicatrização no local da biópsia e aumenta o risco de infecção. Para melhorar o controle do diabetes, tome os medicamentos receitados (por exemplo, comprimido ou insulina) conforme indicação, siga a dieta alimentar recomendada com redução de carboidratos, exercite-se regularmente e teste o nível de glicose no sangue com o seu medidor de glicose (glicômetro), conforme recomendado pelo seu médico.

» Informe ao médico se você fuma produtos derivados de tabaco ou que contenham nicotina (como cigarros, tabaco de mascar, cigarros eletrônicos e assim por diante). A nicotina reduz o oxigênio dos tecidos, o que retarda a cicatrização da ferida e aumenta o risco de infecção. O médico pode recomendar que você pare de fumar ou reduza a quantidade de cigarros que fuma por vários dias antes e após o procedimento.

» Não use hidratante, talco, perfume ou desodorante nas axilas ou nas mamas antes da biópsia, porque esses produtos podem aparecer na imagem ou causar reações locais na pele quando combinados com o agente de esterilização usado para fazer a assepsia da pele. Por esse motivo, geralmente recomenda-se que a pele esteja limpa e livre de produtos cosméticos.

Entendendo os Resultados da Biópsia

Você pode receber os resultados da biópsia de duas maneiras: um relatório breve, normalmente em forma de carta, indicando se a biópsia detectou câncer ou não, e um relatório do patologista, mais detalhado.

Entendendo alguns termos médicos básicos

Ao ler os resultados da biópsia, você provavelmente encontrará alguns termos desconhecidos. Aqui estão os mais comuns e suas definições:

» **Atípico:** Anormal/incomum, mas não canceroso. Porém, a cirurgia é recomendada para lesões atípicas encontradas na biópsia core.

» **Benigno:** Não canceroso sem probabilidade de se espalhar.

» **Carcinoma:** Câncer que começou com células que revestem os órgãos, chamadas *epiteliais*. Pode ser invasivo, infiltrante ou *in situ* (veja definição adiante).

- **Hiperplasia:** Mais células que o normal em uma amostra de tecido. Há diversos tipos de hiperplasia:
  - **Hiperplasia ductal usual (HDU):** O padrão das células é muito próximo ao de células normais.
  - **Hiperplasia ductal atípica (HDA):** A presença de mais células que o normal e células com aspecto incomum no revestimento dos ductos.
  - **Hiperplasia lobular atípica (HLA):** A presença de mais células do que o normal e células com aspecto incomum nos *lóbulos* (os lobos de tecido glandular na mama são subdivididos em lóbulos que produzem leite).
- **In situ:** Termo em latim para "no lugar", que significa que o câncer não se espalhou. Há dois tipos de in situ:
  - **Carcinoma ductal in situ (CDIS):** Este é um câncer de mama. (Leia mais sobre CDIS na seção "Tipos mais comuns de câncer de mama".)
  - **Carcinoma lobular in situ (CLIS):** Este *não é* câncer. Ele se forma com células anormais nos lóbulos ou ductos de leite da mama. Contudo, se tiver um diagnóstico de CLIS, você *corre* um risco maior de desenvolver câncer de mama no futuro.
- **Invasivo ou infiltrante:** O câncer se espalhou ou tem probabilidade de se espalhar do local de origem para tecidos adjacentes.
- **Maligno:** Canceroso, espalhou-se ou poderá se espalhar.
- **Negativo:** É ausente (não presente).
- **Neoplasia:** Crescimento descontrolado de células, que pode ser benigno ou canceroso.
- **Não invasivo:** O câncer não se espalhou nesse momento.
- **Positivo:** Está presente.
- **Sarcoma:** Câncer que começou com células que não revestem os órgãos, chamadas de células *parênquimas*.

Entendendo as nuances de "anormal"

Em vez de *negativo* e *positivo*, alguns relatórios usam *normal* e *anormal* para indicar a condição das células que o patologista examinou. Como você pode imaginar, normal é muito bom — o tecido submetido à biópsia é tecido normal, sem sinal de câncer. Anormal significa que as células são incomuns (atípicas), mas podem ser cancerosas ou não cancerosas.

Se seu relatório mostrar que uma amostra de tecido é anormal sem células cancerosas, você pode ter um tumor benigno ou alguma outra anormalidade, como alguma das seguintes:

- **Calcificações:** Depósitos de cálcio muito pequenos que podem se desenvolver no tecido mamário. Podem aparecer como pequenos pontos ou manchas brancas na mamografia, mas não podem ser sentidos durante um exame da mama. Calcificações mamárias podem receber vários diagnósticos. Algumas podem ser diagnosticadas como benignas, CDIS ou CDI (leia mais sobre CDI na seção "Tipos mais comuns de câncer de mama").
- **Carcinoma lobular in situ (CLIS):** Ter um CLIS aumenta o risco de desenvolver câncer de mama (especificamente CDIS ou CDI) no futuro.
- **Cicatriz radial ou lesão esclerosante complexa:** Esta *não* é uma cicatriz. É uma área de tecido mamário enrijecido. Não é sentida, mas muitas vezes só é encontrada em mamografias de rotina ou durante avaliações de sintomas ligados à mama.
- **Cisto mamário:** Sacos cheios de fluido localizados no interior da mama, geralmente benignos (não cancerosos). Você pode ter um ou mais cistos e eles podem ocorrer em uma ou ambas as mamas. Podem lembrar uma uva ou um balão cheio de líquido e às vezes podem ser macios.

- **Fibroadenoma:** Tecido mamário fibroso e glandular. Tem-se a sensação de serem nódulos lisos e elásticos, às vezes doloridos.
- **Hiperplasia ductal atípica (HDA):** Ter HDA aumenta o risco de desenvolver câncer de mama no futuro, mas essas células não são cancerosas.
- **Hiperplasia lobular atípica (HLA):** Ter HLA aumenta o risco de desenvolver câncer de mama no futuro, mas as células em si não são cancerosas.
- **Papiloma intraductal:** Tumor parecido com uma verruga no ducto de leite, geralmente perto do mamilo, que pode causar dor e secreção espontânea no mamilo.

Se seu relatório indica uma amostra de tecido anormal e que contém células cancerosas, você tem um dos tipos de câncer de mama discutidos na próxima seção.

Tipos mais comuns de câncer de mama

Estes são os tipos mais comuns de câncer de mama:

- **Carcinoma ductal in situ (CDIS):** Não invasivo, o CDIS começa nos ductos da mama que conduzem o leite até o mamilo. As células cancerosas não se espalharam pelas paredes dos ductos até o tecido mamário adjacente.
- **Carcinoma ductal invasivo (CDI):** O CDI começa nos ductos da mama e se espalha pelas paredes dos ductos para o tecido mamário adjacente. Se continuar a crescer, se espalhará aos linfonodos.

Tipos de câncer de mama menos comuns

Estes cânceres são menos comuns:

» **Angiossarcoma:** Um tipo de câncer que começa nas células que revestem os vasos sanguíneos ou linfáticos. Ocorre com mais frequência como complicação de radiação anterior na área do tórax.

» **Câncer de mama inflamatório:** Um câncer de mama agressivo reconhecido pela pele espessa (como casca de laranja) vermelha e quente ao toque.

» **Doença de Paget do mamilo:** Um tipo de câncer que começa no ducto e se espalha para o mamilo e depois em volta da aréola (o círculo mais escuro ao redor do mamilo). A pele do mamilo apresenta crostas, escamas, secura e vermelhidão e pode ter áreas de sangramento. A área ao redor do mamilo pode arder e coçar.

» **Filodes:** Geralmente um tumor benigno grande e volumoso que cresce rapidamente na mama. Em casos raros, pode ser canceroso (maligno) e se espalhar para outras partes do corpo.

DICA

Se o relatório da biópsia indicar a presença de câncer, marque uma consulta com seu médico para entender os resultados e os próximos passos a serem dados.

Discutindo os próximos passos se o câncer foi detectado

Se o relatório do patologista indicar que a amostra de tecido contém células cancerosas, é preciso saber se o câncer se espalhou ou tem possibilidade de se espalhar, que tratamentos podem ser eficazes, e assim por diante.

Faça estas perguntas e anote as respostas do médico para referência futura:

- » O câncer é invasivo ou não invasivo?
- » Se for não invasivo, pode se tornar invasivo no futuro?
- » Se for invasivo, com que rapidez poderá se espalhar?
- » Em que estádio o câncer se encontra?
- » Exames adicionais são necessários? Que exames são esses?
- » Quais tratamentos são recomendados? Por exemplo, seu médico pode recomendar hormonioterapia, quimioterapia ou cirurgia. O relatório do patologista contém informações valiosas para ajudar o médico a escolher o(s) tratamento(s) mais eficaz(es).

As gradações do resultado da patologia

O resultado da patologia pode ser definido em três áreas: preta, branca ou cinza:

- » **Preto** é o resultado que confirma o câncer.
- » **Branco** é o resultado que indica que *não* é câncer (benigno).
- » **Cinza** é o resultado de uma lesão ou massa indefinida que pode aumentar seu risco de desenvolver câncer de mama no futuro.

Acompanhamento quando o câncer não foi detectado

Se o relatório da patologia descartar câncer, você pode ficar feliz, mas talvez ainda não esteja fora de perigo. O médico pode marcar uma mamografia, um ultrassom ou uma IRM de acompanhamento para dali a seis meses, para comparar ou documentar que não houve mudança no tecido anormal.

NESTE CAPÍTULO

» **Discutindo estádios e graus do câncer de mama**

» **Entendendo a diferença entre estádios clínicos e patológicos**

» **Como o estádio é usado para prever resultados**

Capítulo 6

Estádios do Câncer de Mama

Quando alguém descobre que tem câncer de mama, precisa saber se está no estádio inicial. Geralmente, consegue-se detectar um câncer de mama em *estádio inicial* com mamografias de rastreamento regulares. Contudo, o rastreamento não é infalível — não detecta todos os cânceres em estádio inicial.

É importante saber o máximo e o mais depressa possível sobre qualquer câncer pelos seguintes motivos:

- Para calcular seu *prognóstico* — a evolução provável da doença e as chances de recuperação.
- Para identificar o estádio do câncer e quaisquer *ensaios clínicos* — procedimentos de investigação nos quais possa ser voluntário para testar novos tratamentos para prevenir, detectar, tratar ou controlar várias doenças ou problemas de saúde.

- Para se comunicar com eficiência sobre a doença. Seus médicos entendem a doença usando terminologia comum para avaliar os resultados do tratamento, assim como os resultados dos ensaios clínicos.

Testando para Determinar o Estádio

Os seguintes exames ajudam a determinar o estádio do câncer:

- **Histórico médico e exames físicos:** Reúnem informações gerais sobre você, incluindo outros problemas de saúde que tenha (como hipertensão arterial, doenças hematológicas etc.) e sobre o seu câncer de mama. Além disso, o especialista pode lhe pedir informações sobre o histórico de sua família e detalhes adicionais sobre quaisquer familiares que tenham tido câncer. O especialista examinará seu corpo olhando, sentindo e ouvindo quaisquer sinais ou sintomas incomuns. Muitas vezes, o exame mostra a localização e, às vezes, o tamanho do tumor de mama ou se ele se espalhou para os linfonodos na axila.
- **Estudos por imagem:** Produzem imagens do que está ocorrendo em seu corpo. Mamografias, IRMs, ultrassons, TCs (tomografias computadorizadas), PET/TCs (tomografias por emissão de pósitrons) fazem parte de estudos por imagem usados para mostrar a localização do câncer de mama, o tamanho dos tumores e se o câncer se espalhou para outras partes do corpo. TCs e PETs são usados principalmente para procurar a doença fora da mama em mulheres com doença avançada ou tumores que têm alto risco de se espalhar para outras partes do corpo.
- **Exames laboratoriais:** Incluem amostras de sangue, urina e outros fluidos do corpo para obter mais informações sobre o câncer de mama e as funções de seu corpo. Por exemplo, o painel metabólico abrangente (PMA) mede os níveis das enzimas do fígado aspartato

aminotransferase (AST) e alanina aminotransferase (ALT). Uma dosagem mais alta do que o normal indica que o fígado não está funcionando bem, o que pode fazer com que o médico peça imagens adicionais do fígado, a fim de determinar se o câncer de mama se espalhou até ele.

- **Patologia:** É o relatório da biópsia com as informações sobre tamanho, nível de crescimento do tumor, tipo de células cancerosas na mama, grau do tumor e se receptores de estrógeno e progesterona e HER/neu estão presentes.

Uma Visão Geral do Estadiamento do Câncer de Mama

Dez mulheres com o mesmo tipo de câncer de mama podem estar em estádios muito diferentes. O *estadiamento* do câncer de mama é um sistema de classificação que analisa o tamanho do tumor e determina se ele se espalhou para outros órgãos. Às vezes, o câncer fica somente na mama, mas em outras se espalha para os linfonodos axilares e até mais além. Obviamente, quanto mais se espalha, mais perigoso ele é.

O *grau* do tumor faz parte do relatório de patologia. Os patologistas classificam a aparência das células cancerosas em comparação ao tecido normal da mama. Células cancerosas que são apenas levemente anormais e que ainda conservam alguma semelhança com células mamárias normais são chamadas de bem diferenciadas. Tumores *bem diferenciados* geralmente têm melhor prognóstico do que tumores mal diferenciados. Células de tumores *mal diferenciados* (também chamadas de *indiferenciados*) têm pouca semelhança com células normais do tecido mamário.

Aqui estão alguns termos comuns, que usaremos neste capítulo:

- **Local:** O tumor ou câncer está localizado no interior da mama.
- **Regional:** O tumor se espalhou para os linfonodos debaixo da axila ou da mama ou há tumores grandes que envolvem a pele da mama.
- **Distante:** Células do câncer de mama se espalharam para outras partes do corpo, como pulmão, fígado, cérebro, ossos, e assim por diante.
- **Oncologista:** Médico especializado em *oncologia,* o estudo de tumores. O especialista pode ser um cirurgião mamário ou cirurgião geral. Pode realizar uma biópsia do tumor na mama e, se detectado o câncer, remover o tumor. O médico oncologista trata do câncer de mama usando quimioterapia, terapia endócrina ou outras, como a terapia-alvo.

Inicial

Quando lhe dizem que você tem câncer de mama *inicial* ou em estádio 1, significa que o câncer *não* se espalhou além da mama para os linfonodos embaixo da axila. As células geralmente se movem para os linfonodos no mesmo lado do corpo da mama afetada. O estádio inicial certamente é o melhor, porque é o mais fácil de ser tratado e lhe dá a melhor chance de cura.

Localmente avançado

Se disserem que o câncer de mama está *localmente avançado* ou é *regional*, significa que se espalhou para os linfonodos, mas só para eles. O tumor também tem uma ou mais das seguintes características:

- Tamanho superior a 5cm.
- Crescimento através da pele ou do músculo torácico.
- Presente nos linfonodos axilares que parecem estar presos uns aos outros e a estruturas adjacentes.

Recorrência local

Recorrência local é o termo usado para descrever quando o mesmo tipo de câncer voltou à área da mama que foi tratada anteriormente.

Câncer de mama metastático ou secundário

Muitas vezes, o câncer de mama *metastático* também é chamado de distante, avançado, secundário ou de estádio IV (discutido em mais detalhes adiante neste capítulo). Um modo simples de descrevê-lo é dizer que ele se espalhou do local original para outras partes do corpo. Às vezes, câncer de mama secundário significa que múltiplos locais no corpo requerem tratamento ao mesmo tempo.

LEMBRE-SE

Câncer de mama nos linfonodos nas axilas *não* é câncer de mama secundário.

Decifrando o Sistema de Estadiamento TNM

O estadiamento é usado para qualquer tipo de câncer para medir sua extensão e localização. O sistema de estadiamento e classificação TNM de câncer é usado por especialistas para determinar o melhor tratamento do câncer de mama, além de ajudá-los a avaliar seu prognóstico.

TNM é um acrônimo:

- **T significa tumor:** Indica o tamanho do tumor e é essencial para determinar os estádios do câncer de mama. Só pode ser definido a partir de exames de imagem e do relatório de patologia cirúrgica. O tamanho de todo o tumor não pode ser determinado pela biópsia (que examina um pequeno pedaço do tumor). Imagens e/

ou patologia cirúrgica final (quando o tumor é totalmente removido) são as únicas formas de determinar o T.

» **N significa linfonodos:** Indica se o câncer se espalhou para os linfonodos regionais.

» **M significa metástase:** Indica se o tumor se espalhou além dos linfonodos, para outros órgãos, chamada de *metástase distante.*

O especialista recebe as informações depois de seu exame completo e as reúne em formato TNM para lhe apresentar seu estádio clínico. Por exemplo, um câncer de mama classificado como T3 N2 M0 se refere a um tumor grande que se disseminou para linfonodos próximos, mas não para outras partes do corpo.

Vamos analisar outro exemplo. T2 N1 M0 significa o seguinte:

» Um único tumor de 2,1 a 5cm de diâmetro.

» Há evidência de disseminação para linfonodos regionais (axilares ou mamários).

» Ausência de sinal de disseminação fora da mama.

Entendendo os Estádios do Câncer de Mama

Em termos de câncer de mama, o processo é descrito em cinco estádios amplos classificados de, 0 a IV. Nesta seção, os descrevemos em detalhes.

Estádio 0 (zero)

Há dois tipos de câncer de mama neste estádio:

- » Carcinoma ductal in situ (CDIS).
- » Carcinoma lobular in situ (CLIS).

Estádio I

O estádio I do câncer de mama é dividido em duas partes, A e B:

- » **Estádio IA de câncer de mama:** O tumor tem 2cm ou menos e não se disseminou para os linfonodos.
- » **Estádio IB do câncer de mama:** Células de câncer de mama microscópicas são encontradas nos linfonodos perto da mama ou nenhum tumor é encontrado na mama ou o tumor mede menos que 2cm.

Estádio II

O estádio II do câncer de mama também é dividido em duas partes, A e B:

- » **Estádio IIA:** Ausência de tumor ou tumor na mama com menos de 2cm, e células de câncer de mama microscópicas encontradas em de um a três linfonodos axilares ou nos linfonodos perto do esterno. Ou há um tumor entre 2–5cm com ausência de linfonodos positivos.
- » **Estádio IIB:** O tumor na mama mede mais que 2cm, mas menos que 5cm, e pequenas áreas de células de câncer de mama estão nos linfonodos perto do esterno. Ou há um tumor maior do que 5cm, com ausência de linfonodos positivos.

Estádio III

O câncer de mama em estádio III é dividido em três grupos, A, B e C:

- **Estádio IIIA:** Ausência de tumor na mama ou tumor de qualquer tamanho, e o câncer é encontrado em quatro a nove linfonodos axilares ou nos linfonodos junto ao esterno.
- **Estádio IIIB:** O tumor se espalhou pela pele da mama ou pela parede torácica, e a pele se rompeu e formou uma úlcera ou causou inchaço. O câncer pode ter se espalhado para não mais que nove linfonodos axilares ou perto do esterno.

LEMBRE-SE

O câncer de mama que se disseminou para a pele também pode ser diagnosticado como câncer de mama inflamatório.

- **Estádio IIIC:** Tumor de qualquer tamanho ou ausência de tumor. Entretanto, o câncer de mama se disseminou pela pele, causando inchaço ou formando uma úlcera, e se disseminou para a parede torácica. O câncer de mama também se espalhou para pelo menos dez linfonodos axilares ou perto do esterno.

Estádio IV

O estádio IV significa presença de tumor de qualquer tamanho, que os linfonodos podem ou não conter células cancerosas e que o câncer se disseminou para outras partes do corpo, como pulmão, cérebro, fígado e/ou ossos.

3
Tratando o Câncer de Mama

NESTA PARTE...

Tenha uma visão geral de todos os principais tratamentos.

Descubra os diferentes tipos de cirurgia de mama e qual (se for o caso) pode ser indicada para você.

Informe-se sobre radioterapia, como funciona e o que esperar.

Confira tudo que sempre quis saber sobre quimioterapia.

Obtenha dados detalhados sobre tratamentos hormonais (endócrinos), biológicos e outros tratamentos de ponta.

Atualize-se sobre as inovações em termos de reconstrução de mama.

Descubra opções de tratamento para câncer de mama avançado.

NESTE CAPÍTULO

» **Discutindo a sobrevida após o câncer de mama**

» **Entendendo como o médico determina o melhor tratamento para você e mais**

Capítulo 7

Analisando Opções de Tratamento

Quando ocorre um diagnóstico de câncer de mama, imediatamente se pensa em questões de tratamento. Se você se submeter a tratamento, quais são suas expectativas? E você pode ser curado para sempre?

Há boas e más notícias quando se fala de tratamento. Uma boa notícia é que há muitas opções de tratamento hoje em dia. Outra boa notícia é que, se detectado no início, as taxas médias de sobrevida ao câncer de mama são realmente muito boas. O "tempo de sobrevida de cinco anos" muitas vezes é usado quando se fala de prognóstico em relação ao câncer. Esse número representa a porcentagem de pessoas com câncer que estarão vivas cinco anos após o diagnóstico. A sobrevida de cinco anos depende do estádio de seu câncer. Se você combinar todos os estádios de câncer de mama, as taxas de sobrevida são muito boas:

- A taxa de sobrevida de 5 anos é de 89%.
- A taxa de sobrevida de 10 anos é de 83%.
- A taxa de sobrevida de 15 anos é de 78%.

Se o câncer estiver localizado *só* na mama, a taxa de sobrevida de 5 anos pode chegar a 99%, e aproximadamente 61% dos cânceres de mama são diagnosticados no estádio 1, ou estádio inicial. Se o câncer se espalhou para os linfonodos axilares, a taxa de sobrevida de cinco anos cai levemente para 85%. A má notícia é, claro, que tudo piora se ele se espalhou. Se o câncer de mama se disseminou além dos linfonodos axilares para os ossos, fígado, cérebro ou pulmão, então a taxa de sobrevida de cinco anos cai para 26%.

Sobreviver ao câncer de mama depende principalmente de seu estádio quando do diagnóstico. Fatores adicionais que afetam a sobrevida incluem o status (positivo ou negativo) do estrógeno, da progesterona e dos receptores HER2/neu e se o câncer é sensível a medicamentos específicos. O *grau* das células cancerosas do câncer de mama (o quanto elas são anormais) também é incluído no cálculo do prognóstico.

LEMBRE-SE

O prognóstico do câncer depende basicamente do estádio da doença quando diagnosticada — incluindo seu tamanho e, mais importante, se ele se espalhou para outras áreas do corpo.

Às vezes, o câncer desaparece, mas depois volta. Se o câncer de mama voltar, geralmente será nos primeiros três anos. Alguns tipos de câncer de mama são considerados *curados* se não voltam dentro de cinco anos. Infelizmente, o câncer de mama pode reaparecer 10 ou 20 anos depois do diagnóstico, embora isso seja incomum. Em geral, quanto mais tempo passa desde o diagnóstico inicial, menor é a probabilidade de ele voltar. Porém, saiba que você pode desenvolver um novo câncer em outro local da mesma ou da outra mama.

Os médicos podem usar uma das seguintes ferramentas para calcular os resultados de seu câncer de mama:

» Indicador de Prognóstico Nottingham (NPI).

» Adjuvante! Online.

» PREDICT.

Mas chega de prognósticos e sobrevida. Vamos falar de tratamento. Neste capítulo, oferecemos uma visão geral das principais opções de tratamento do câncer de mama, incluindo cirurgia, quimioterapia, radioterapia e terapia hormonal/endócrina, assim como terapias-alvo, usando uma abordagem de equipe multidisciplinar. Também damos uma olhada na ideia de participar de ensaios clínicos e nas vantagens do novo campo de medicina de precisão (personalizada) e como ele se relaciona ao câncer de mama. Existem cinco tipos principais de tratamento para câncer de mama:

» Cirurgia.

» Radioterapia.

» Quimioterapia.

» Hormonioterapia ou terapia endócrina.

» Terapia-alvo ou tratamentos biológicos.

Dependendo do estádio da doença ou de outros problemas de saúde, você pode receber um tipo de tratamento ou uma combinação de vários tipos. Não existe um tratamento único quando se fala de câncer de mama. O tratamento é determinado pelo relatório da patologia, a idade e a saúde geral da pessoa, o que, é claro, pode ser diferente para cada uma.

Seu médico revisará vários fatores antes de decidir qual tratamento é melhor para você. Os seguintes fatores são os mais comuns:

- O *estádio* (o tamanho do tumor e se ele se disseminou para outras partes do corpo) do câncer de mama.
- O *tipo* (por exemplo, CDIS ou carcinoma ductal invasivo) do câncer de mama.
- O *grau* (a aparência das células cancerosas e se são bem diferenciadas ou mal diferenciadas) das células cancerosas.
- Se você entrou na menopausa.
- Se suas células cancerosas têm estrógeno, progesterona ou receptores HER2/neu (sensíveis a drogas anticancerosas específicas).
- Sua saúde em geral, incluindo outras doenças e o controle delas.
- Sua idade, porque pessoas mais velhas com câncer de mama inicial provavelmente não morrerão (ou terão sintomas) por causa da doença.

Cirurgia

A maioria das pessoas começará o tratamento com cirurgia. Seu médico pode apresentar vários tipos de cirurgia de mama e/ou uma opção de tratamento mais adequado para você. O tipo de cirurgia recomendada será baseado, entre outras coisas, no que o relatório de patologia diz sobre o tamanho e a localização do tumor.

Lumpectomia ou mastectomia parcial (cirurgia com conservação de mama)

Em uma lumpectomia, o nódulo é removido da mama com uma pequena área de tecido normal adjacente. Isto é, a mama inteira não é removida. A lumpectomia normalmente é seguida de várias semanas de radioterapia.

Mastectomia (total ou simples)

Provavelmente é nisso que a maioria das pessoas pensa quando se fala em cirurgia de câncer de mama — remoção de toda a mama. Quando a mama é removida, diz-se que foi realizada uma mastectomia *total* ou *simples*.

Mastectomia radical modificada

A mastectomia radical modificada ocorre quando a mama *e* os linfonodos axilares são removidos. Se houver sinais evidentes ou patologia confirmada (de biópsia dos linfonodos axilares) de que o câncer se disseminou aos linfonodos, a mastectomia radical deve ser realizada.

Dissecção de linfonodos axilares

Este tipo de cirurgia consiste na abertura da axila para examinar ou remover linfonodos — pequenas glândulas, parte do sistema linfático, que filtram fluido das células.

Os linfonodos axilares têm três níveis:

» O nível I é o axilar inferior, localizado na borda inferior do músculo peitoral menor.

» O nível II está localizado sob o músculo peitoral menor.

» O nível III está localizado acima do músculo peitoral menor.

A dissecção de linfonodos axilares pode ser oferecida se o câncer se disseminou para os linfonodos. Entretanto, estudos recentes mostraram os benefícios da radiação dos linfonodos em vez da dissecção axilar para pacientes selecionados com disseminação mínima ou micrometástase (células cancerosas microscópicas) para os linfonodos axilares e com tumores T1 e T2 (5cm ou menos):

- **Dissecção de linfonodos axilares:** Geralmente consiste na remoção de linfonodos de nível I e II, que podem chegar de 5 a 30 linfonodos. Esse procedimento pode ser feito ao mesmo tempo que a mastectomia para mulheres que têm câncer de mama invasivo. Ele também pode ser feito ao mesmo tempo ou após uma lumpectomia. O total de linfonodos *envolvidos* (mostrando evidência de câncer) é mais importante do que a extensão do câncer em qualquer nódulo específico.
- **Mastectomia profilática:** Quando uma pessoa decide remover uma ou ambas as mamas antes do câncer, por causa de fatores de risco familiar ou genético, ou para evitar a recorrência do câncer.
- **Biópsia de linfonodo sentinela:** O cirurgião injeta um corante azul e/ou um corante radioativo sob a área do mamilo várias horas antes da cirurgia. Quando ambos os corantes são usados durante a biópsia do linfonodo, a sensibilidade para encontrar um nódulo sentinela (o primeiro linfonodo atingido na mama) aumenta. Durante a cirurgia, o cirurgião remove o tumor e pode encontrar o linfonodo que absorveu o corante. O primeiro linfonodo a absorver o corante é chamado de linfonodo *sentinela*. O corante segue o mesmo caminho que uma célula cancerosa que se solta do tumor principal percorreria até o linfonodo. O corante forma uma "trilha de migalhas de pão" para o cirurgião encontrar os linfonodos com maior probabilidade de terem células cancerosas (isto é, a metástase nos linfonodos).

Reconstrução de Mama

A reconstrução de mama ocorre quando o cirurgião a restaura usando um de dois tipos principais de reconstrução mamária: implante ou tecido próprio (tecido do abdômen, costas, coxa ou nádegas).

Como você pode ver, existem várias opções cirúrgicas para tratar o câncer de mama, mas é o estádio da doença que determina quais opções cirúrgicas são melhores para você. Às vezes, com base no tamanho do tumor, o médico pode recomendar uma lumpectomia com ou sem biópsia de linfonodos sentinela seguida de várias semanas de radiação (mais sobre esse assunto adiante), com mudança mínima no tamanho de seus seios. Mas você pode preferir a remoção total da mama (mastectomia) e, talvez, fazer uma reconstrução mamária. Independentemente do que o médico recomendar e de suas preferências, aqui estão alguns fatos úteis para considerar enquanto decide entre as opções:

- » Como você se sente sobre a remoção total da mama?
- » Como se sente sobre a remoção parcial da mama?
- » Como se sente sobre a radioterapia?
- » Com que rapidez deseja ver o tratamento concluído?
- » Como você enfrentará deslocamentos diários para se submeter à radioterapia durante várias semanas?
- » Você pretende reconstruir a mama imediatamente ou esperar alguns meses após a cirurgia?

Algumas mulheres podem se sentir compelidas a manter a mama e escolher uma lumpectomia, mesmo que não seja recomendada pelo cirurgião por causa do estádio do câncer. Se você é essa pessoa, fale com seu médico ou psicólogo para ajudá-la a determinar por que está disposta a pôr sua vida em risco ao não realizar o tipo de cirurgia recomendada. Nesse caso, uma mastectomia teria mais chances de assegurar que todo o câncer fosse removido, e o risco de ele retornar seria mínimo.

Se estiver pensando seriamente em não se submeter à radiação, a lumpectomia não será uma opção, porque você não receberá o tratamento padrão para o câncer de mama. A mastectomia e possível reconstrução de mama poderá ser a única opção nesse caso, segundo as diretrizes-padrão da NCCN.

O tipo e o momento de reconstrução de mama dependem de sua necessidade de tratamento adicional após a cirurgia, como quimioterapia ou radioterapia. A reconstrução de mama é opcional — não é uma exigência e não muda o resultado em relação ao câncer.

Radioterapia

A *radiação*, ou *radioterapia*, consiste no uso de um feixe de raios de alta energia para destruir as células cancerosas na mama, nos linfonodos axilares ou na parede torácica. A radioterapia geralmente é recomendada após uma lumpectomia, quando o câncer se disseminou para os linfonodos axilares, ou após uma mastectomia e as margens cirúrgicas ainda são positivas para câncer.

Efeitos colaterais

Os efeitos colaterais da radiação podem ser *imediatos* (também chamados de efeitos colaterais *agudos* ou *precoces*) ou de *longo prazo*, ocorrendo após seis meses de tratamento.

Os efeitos colaterais imediatos normalmente estão associados a reações de pele que podem ocorrer durante a radiação e podem durar até seis meses. Se você ficar muito exposta ao sol sem usar protetor solar, por exemplo, tem mais probabilidade de ter uma queimadura solar. Da mesma forma, a radiação aumenta o risco de danos à pele e outros efeitos colaterais, que incluem os seguintes:

- » Queimadura.
- » Escurecimento.
- » Sensibilidade e/ou prurido da pele na área do tratamento.

- Escamação da pele durante o tratamento, o que pode causar vermelhidão, bolhas e secreção. Note que muitas pessoas não apresentam esses sintomas, e seu radioterapeuta lhe fornecerá cremes tópicos especiais para usar durante a radiação para reduzir o risco de ocorrerem escamação e bolhas.

Efeitos colaterais imediatos e de longo prazo

- Dor na mama ou no peito na forma de desconforto ou pontadas agudas.
- Inchaço na mama ou no peito.
- Rigidez ou desconforto em volta da mama/peito ou ombro.
- Fadiga ou cansaço.
- Perda de pelos na área da axila e peito.
- Dor de garganta.
- Endurecimento do tecido, conhecido como fibrose, causado pelo acúmulo de tecido cicatricial.
- Tosse seca ou dificuldade para respirar por causa da área de tratamento inflamada.

Efeitos colaterais tardios

- Enfraquecimento dos ossos sob a área tratada, o que pode causar fraturas nas costelas e na clavícula.
- Lesões nos nervos do braço, o que pode causar dormência, formigamento, fraqueza, dor e possível perda de movimento.

Os efeitos colaterais imediatos geralmente ocorrem por volta de 10–14 dias após o início do tratamento de radiação, mas podem ocorrer mais tarde ou depois do término.

A gravidade das reações de pele depende de alguns fatores:

- » Dose de radiação aplicada.
- » Tipo de pele.
- » Problemas de pele preexistentes, como eczema, psoríase, e assim por diante.

Cuidados com a pele durante a radioterapia

Você precisa dedicar um cuidado especial à pele que está sendo tratada com radiação. O rádio-oncologista, ou *tecnologista* de radiação (que administra tratamentos com radiação), lhe dará instruções específicas sobre o cuidado com a pele na clínica. A maioria das instruções incluirá as seguintes medidas e precauções:

- » Tomar banho de chuveiro, e não de imersão.
- » Lavar a área tratada delicadamente com água morna usando um sabonete neutro e secar a pele dando tapinhas com uma toalha macia.
- » Usar desodorante sem perfume.
- » Usar um hidratante suave ou creme tópico recomendado para manter a pele macia.
- » Se quiser usar outro produto na pele da área de tratamento, discuta o assunto com o rádio-oncologista.

- » Evitar expor a área tratada a temperaturas extremas, como compressas quentes, saunas ou compressas geladas durante o tratamento.
- » Evitar expor a área tratada ao sol enquanto for submetida à radiação e depois, até que todas as mudanças da pele no local do tratamento tenham sarado.
- » Evitar queimaduras de sol após o tratamento. Sempre usar protetor solar com *fator de proteção solar* (FPS) de 50 ou mais. Aplicar protetor solar também sob as roupas, pois, embora não seja de conhecimento geral, é possível ter queimadura de sol através das roupas.
- » Evitar nadar durante o tratamento e depois, até que todas as reações da pele tenham sarado. Substâncias químicas na piscina podem causar irritação na pele e um traje de banho pode causar atrito e desconforto na área tratada.
- » Usar um sutiã ou top macio de algodão durante o tratamento para evitar atrito ou fricção, o que agrava as reações da pele.
- » Evitar usar sutiãs com aros até a pele sarar.

O tecnologista de radiação monitorará a sua pele durante o tratamento. Quando surgir uma reação na pele, ele a aconselhará sobre os cuidados a tomar.

CUIDADO

Se desenvolver uma reação de pele durante a radiação, ela deverá sarar dentro de quatro semanas a partir da data do último tratamento. Se sua pele levar mais que quatro semanas para sarar, ou você tiver um caso grave de bolhas e descamação, *contate* a equipe de radiação ou enfermeira oncológica em busca de orientação.

Quimioterapia

A *quimioterapia* consiste na administração de drogas que destroem as células que se dividem rapidamente no corpo — as células cancerosas. Às vezes, a quimioterapia é aplicada como um medicamento único ou uma combinação de medicamentos. Medicamentos combinados são ministrados para aumentar a chance de destruir muitas células diferentes em seu câncer de mama.

A quimioterapia também pode causar lesões nas células saudáveis, aumentando, assim, o risco de efeitos colaterais indesejados, incluindo os seguintes:

- » Refluxo ácido.
- » Anemia.
- » Alteração de apetite.
- » Alteração no paladar.
- » Alterações na circulação do sangue.
- » Diarreia.
- » Fadiga.
- » Queda de cabelo.
- » Lesão nos nervos.
- » Dores estomacais.

Terapia Endócrina ou Hormonal

A terapia *endócrina* ou *hormonal* é usada para reduzir o risco de retorno do câncer de mama ou de ele se desenvolver em um indivíduo sem diagnóstico anterior da doença. Leia o Capítulo 11 para descobrir como a terapia endócrina é usada como tratamento inicial no câncer de mama, pós-tratamento depois da cirurgia e como prevenção do câncer de mama em pessoas com risco de desenvolver a doença.

Terapia-alvo: Herceptin e Outros

A terapia-*alvo* também é chamada de terapia *biológica*. Ela afeta receptores de proteína específicos, ou seja, os alvos (chamados de *biomarcadores*) encontrados apenas nas células cancerosas. Esses alvos são responsáveis pelo crescimento e pela disseminação de células cancerosas. As drogas da terapia-alvo bloqueiam o crescimento e a disseminação do câncer porque interferem nos processos nas células que promovem seu crescimento.

A terapia-alvo mais conhecida é o trastuzumabe (comercializado como Herceptin), uma droga que destrói células cancerosas específicas que são HER2+ (HER2-positivo). Uma proteína chamada de *receptor de fator de crescimento epidérmico humano 2* (HER2), encontrada na superfície da célula cancerosa, quando em grandes quantidades, pode causar o crescimento rápido das células doentes. Cerca de 20 a 25 em cada 100 pacientes com câncer de mama são HER2+ e têm maior probabilidade de responder bem ao tratamento com Herceptin.

É difícil prever como uma pessoa responderá a um tratamento. Assim, terapias-alvo foram desenvolvidas com base em um grupo específico de fatores que podem ser encontrados em um tumor. O tratamento com Herceptin se tornou possível pelos resultados de ensaios clínicos que mostram que terapias são mais eficazes em certos tipos de células de câncer de mama. Ensaios clínicos mostraram que o Herceptin reduz o risco de cânceres de mama HER-2 positivos voltarem. Em outras palavras, indivíduos com câncer de mama HER2+ recebem tratamento personalizado, que é resultado da *medicina de precisão*.

Outras terapias-alvo, além do Herceptin, incluem as seguintes:

- **Bevacizumabe (comercializado como Avastin):** Usado para tratar câncer de cólon e de ovário.
- **Lapatinibe:** Usado para tratar câncer de mama metastático HER2+.
- **Everolimo (comercializado como Afinitor):** Usado para tratar câncer renal, câncer de mama e cerebral.
- **Pertuzumabe (comercializado como Perjeta):** Usado em combinação com Herceptin e/ou Taxotere para tratar câncer de mama metastático.
- **T-DM1 (comercializado como Kadcyla):** Usado para tratar câncer de mama metastático HER2+.
- **Denosumab (comercializado como Xgeva):** Usado para tratamento de câncer de mama secundário nos ossos.

Considerando Ensaios Clínicos

Talvez você tenha trabalhado em um projeto de ciências para a feira da escola para determinar se poderia provar sua *hipótese* — uma ideia ou explicação que testa em seu estudo ou experimento. Um *ensaio clínico* segue o mesmo princípio de seu projeto de ciências. É um projeto de pesquisa que tenta provar que um novo tratamento ou procedimento médico funciona nos pacientes.

Em ensaios pré-clínicos, a medicação ou tratamento é testado em laboratório em células ou em animais. O sucesso de ensaios pré-clínicos determina se o tratamento é seguro e ajudará pessoas. Só depois o ensaio clínico é iniciado em pacientes. Antes que comece, ele precisa ser aprovado, primeiro por um grupo de cientistas independentes e depois por um comitê de ética em pesquisa chamado Comitê de Ética Institucional ou Federal. Muitas vezes, esses comitês ficam baseados em hospitais locais e são compostos por profissionais de saúde, e não médicos. No caso do câncer de mama, diferentes tipos de ensaios clínicos analisam diferentes aspectos da doença, incluindo os seguintes:

- » Modos de reduzir o risco de desenvolver câncer de mama.
- » Diagnosticar câncer de mama.
- » Tratar o câncer de mama.
- » Efeitos de um tratamento específico na qualidade de vida.
- » Terapias complementares (não médicas), como psicoterapias, apoio social, dieta alimentar e atividade física.

Ensaios controlados randomizados (ECR)

Um *ensaio controlado randomizado* (ECR) é um tipo de ensaio em que os participantes são designados aleatoriamente a diferentes grupos e recebem tratamentos diferentes. Geralmente, um grupo recebe tratamento para câncer padrão (o tratamento que você receberia mesmo que não participasse de um ensaio clínico). Esse grupo também é chamado de grupo de *controle*. O outro grupo de participantes recebe o tratamento novo, que não é padrão. Esse grupo é chamado de grupo *experimental*.

LEMBRE-SE

A alocação a um dos grupos geralmente é feita por computador, em um processo chamado de *randomização*. A randomização evita parcialidades e garante a integridade do experimento. Se decidir ser parte de um ensaio clínico ECR, nem você, nem o médico poderão escolher o tipo de medicamento que receberá.

Placebos e ensaios duplo-cegos

Em um ensaio duplo-cego, um medicamento novo é comparado a um *placebo* — um remédio falso que não tem ingredientes ativos, mas é feito para parecer exatamente como o medicamento testado.

Quando um placebo é usado em um ensaio clínico, significa que o efeito do medicamento novo pode ser avaliado com acurácia por comparação. Isso é necessário porque, por mais estranho que pareça, algumas pessoas parecem se sentir melhor só por participarem de um ensaio clínico. Os motivos para esse *efeito placebo* são desconhecidos, mas alguns afirmam que a melhora nos sintomas ocorre por causa do monitoramento frequente e rigoroso, e do otimismo do paciente e do médico.

Duração dos ensaios clínicos

Ensaios clínicos podem durar menos de um ano ou vários anos. A duração de um ensaio clínico depende do que está sendo procurado. No final, os resultados são revelados se puderem respaldar um novo tratamento e transformá-lo em um tratamento padrão.

LEMBRE-SE

Se você for designado aleatoriamente para receber um novo tratamento durante um ensaio clínico, há a possibilidade de que ele ajude a diminuir ou curar seu câncer. Mas também há a chance de que o novo tratamento não tenha efeito. Há a chance de que o novo tratamento o faça se sentir mal devido aos efeitos colaterais, e ainda não afete o tumor. Como existe a chance de o tratamento novo não surtir efeito, pacientes que não obtiveram sucesso com tratamentos tradicionais ou não são qualificados para recebê-los normalmente são convidados a participar de ensaios clínicos.

DICA

Um bom motivo adicional para participar de ensaios e experimentos é que, daqui a alguns anos, você poderá dizer que ajudou na descoberta e validação de um tratamento novo que pode gerar benefícios significativos para populações no mundo inteiro no futuro. Participar de ensaios clínicos é, na verdade, colaborar com um "bem maior" para a sociedade.

NESTE CAPÍTULO

» **Explorando diferentes tipos de cirurgia de câncer de mama**

» **Reduzindo o risco e preparando-se para a cirurgia**

Capítulo **8**

Cirurgia de Mama

Então, você está pensando na cirurgia de mama — ou, talvez, ela já esteja agendada. Decidir qual é o melhor tipo de cirurgia pode ser intenso e representar um dilema. Aqui estão algumas questões para ajudá-la a tomar uma decisão:

- » Você quer manter a mama ou removê-la (se aplicável)?
- » Qual será o aspecto da mama após a lumpectomia?
- » Qual será o aspecto da mama após a mastectomia?
- » Você quer fazer uma reconstrução de mama?
- » Você quer a reconstrução de mama imediatamente ou mais tarde?
- » Que tipo de reconstrução de mama você quer? Com ou sem implantes?
- » Você quer fazer uma cirurgia plástica no abdômen para que o tecido seja usado para formar a mama?
- » Quanto tempo você pode ficar afastada do trabalho?

» Quem auxiliará sua família enquanto você estiver se recuperando da cirurgia?

Tipos de Cirurgia de Mama

Os tipos mais comuns de cirurgia de mama são os seguintes:

- **Lumpectomia (mastectomia parcial):** O tumor é removido da mama junto com uma pequena borda de tecido normal saudável.
- **Mastectomia (total ou simples):** Toda a mama é removida.
- **Mastectomia radical modificada:** Toda a mama e os linfonodos axilares são removidos.
- **Mastectomia profilática:** Ocorre quando uma pessoa escolhe remover uma ou as duas mamas devido a fatores de risco familiares ou genéticos.
- **Mastectomia com reconstrução:** Aqui a reconstrução é realizada ao mesmo tempo que a remoção da mama. Muitos tipos de reconstrução incluem colocação de material estranho (implante ou expansor de tecido) ou uso de tecido próprio para reconstruir a mama.
- **Biópsia de linfonodo sentinela:** O cirurgião injeta um corante azul e/ou um corante radioativo sob a área do mamilo (região *subareolar*) várias horas antes da cirurgia. Após a injeção, a mama é massageada por alguns minutos para permitir que o corante seja absorvido pelo sistema linfático. O caminho do corante representará o padrão de drenagem da mama.

  Durante a cirurgia, o cirurgião remove o tumor e, graças aos corantes, pode descobrir se algum linfonodo os absorveu. O corante azul pode ser visualizado a olho nu, e o corante radioativo é rastreado usando um instrumento chamado *sonda gama.* O primeiro linfonodo a absorver ambos os corantes é chamado de linfonodo *sentinela*. Os linfonodos sentinela são os primeiros a serem atingidos pelo câncer ou tumor. O corante azul vai do tumor da mama aos linfonodos por meio do *fluido linfático* (plasma sanguíneo, proteínas, glicose e oxigênio nos vasos linfáticos). O objetivo de usar corante azul na biópsia é identificar os linfonodos sentinela.

Normalmente, o cirurgião remove de um a três nódulos para exames. Depois da cirurgia, o patologista determinará se o câncer se espalhou ou não para esses linfonodos sentinela. Isso ajuda a determinar se você precisará de outra cirurgia para remover todos os linfonodos (uma dissecção de linfonodos axilares completa) e/ou quimioterapia ou radiação.

DICA

Talvez você se preocupe com a exposição causada pelo corante radioativo. Fique tranquila, porque a quantidade é tão pequena, que é seguro usá-lo até em mulheres grávidas que têm câncer de mama. Ela equivale à radiação que você já recebe do ambiente.

» **Dissecção de linfonodos axilares:** O cirurgião remove a maioria dos linfonodos (níveis um e dois) da axila para determinar até onde as células cancerosas se espalharam e parar a disseminação. Esse procedimento é feito com tumores grandes ou quando se sabe que há câncer nos linfonodos (por exemplo, após um resultado positivo de uma biópsia de linfonodo sentinela). Remover muitos dos linfonodos axilares aumenta o risco de você ter um inchaço no braço chamado de *linfedema.*

Preparando-se para a Cirurgia

Independentemente do tipo de cirurgia de mama à qual você for submetida, provavelmente terá perguntas. Prepare uma lista com suas perguntas para levar à consulta com o cirurgião para se certificar de que todas as preocupações sejam discutidas. Ele lhe dará instruções sobre o que evitar antes da cirurgia. É importante compreender os riscos e como o procedimento será realizado.

Lumpectomia, mastectomia (total ou radical modificada), dissecção axilar e procedimentos relativos a linfonodos sentinelas não exigem *internação*, ou seja, não é preciso pernoitar no hospital. Esses procedimentos normalmente são realizados como serviços ambulatoriais, o que significa que o paciente não é admitido no hospital. Isso mesmo, você provavelmente irá para casa no mesmo dia. Entretanto, indivíduos com mais idade ou que sofram de várias doenças crônicas (o que se chama de *comorbidades*) podem precisar ficar no hospital por uma noite.

O procedimento de lumpectomia geralmente dura cerca de uma hora, com tempo adicional necessário para cuidados pré e pós-operatórios. O procedimento total de mastectomia pode durar cerca de uma hora e meia, com tempo adicional para cuidados pré e pós-operatórios. Se você remover ambas as mamas ou se submeter a uma mastectomia com colocação de tecido expansor, a cirurgia será mais longa. Converse mais com o cirurgião sobre o tempo necessário para a sua cirurgia de mama específica. Os preparativos para uma dissecção de nódulos axilares e biópsia de linfonodos sentinelas são iguais aos necessários para a lumpectomia ou a mastectomia.

Restrições pré-cirúrgicas

Anestesia e cirurgia são procedimentos delicados e podem ser complicados. Você deve informar o cirurgião sobre todos os medicamentos que toma (inclusive suplementos fitoterápicos/naturais). Essas substâncias alteram o modo como seu corpo metaboliza os agentes anestésicos, de modo que a equipe médica precisa saber se deve ajustar a dose. Alguns medicamentos também interagem com os agentes anestésicos.

Aqui estão alguns riscos comuns associados a vitaminas e suplementos:

- » A vitamina E retarda a coagulação do sangue.
- » Erva-de-são-joão, equinácea, efedra, alho, ginkgo, ginseng, kava e valeriana também podem causar hemorragia, afetar o nível de glicose no sangue e prolongar o efeito da anestesia.

Ajude o cirurgião a mantê-la em segurança durante a cirurgia dando-lhe estas informações, se aplicáveis a você:

- » Todos e quaisquer medicamentos prescritos, incluindo adesivos e cremes.
- » Todos e quaisquer medicamentos de venda livre, fitoterápicos, vitaminas, minerais ou remédios naturais ou caseiros.
- » Se você tem alergias, incluindo a látex e a esparadrapo.
- » Se usa marca-passo, cardioversor desfibrilador implantável automático (CDIA) ou outro dispositivo cardíaco.
- » Se você sofre de apneia do sono.
- » Sua disposição para receber transfusão de sangue.
- » Se toma anticoagulantes, como ácido acetilsalicílico (Aspirina), acetaminofeno, ibuprofeno, heparina, varfarina (Coumadin), clopidogrel (Plavix), e assim por diante. Ter "sangue fino" dificulta a cirurgia. Certifique-se de contar ao cirurgião *todos* os medicamentos que toma.
- » Se você faz terapia de reposição hormonal (TRH).
- » Se já teve problemas com anestesia.
- » Se fuma, quanto e há quanto tempo.
- » Se ingere bebidas alcoólicas e a quantidade/frequência.
- » Se usa drogas recreativas, lícitas ou não.

Preocupações Especiais Pré-cirurgia

Nesta seção, falamos sobre preocupações comuns sobre pré-cirurgia.

Consumo de álcool

Não consuma álcool pelo menos 24 horas antes da cirurgia. Beber grandes quantidades de álcool não só afeta a cirurgia como sua recuperação posterior.

CUIDADO

Se bebe muito, é importante que comece a reduzir gradativamente a quantidade de álcool ingerido assim que souber a data da cirurgia. Se você é alcoólatra e parar de beber de repente, pode sofrer sintomas de abstinência, que incluem delírios, convulsões e, por fim, morte. *Não omita essa informação de seu médico.* Se o médico souber do risco de você experimentar sintomas de abstinência, por exemplo, poderá prescrever medicamentos para evitá-los.

Além disso, o abuso de álcool também pode causar hemorragias, problemas cardiovasculares, infecções, dificuldade de recuperação pós-cirúrgica, maior dependência de cuidados por parte da enfermagem e possível necessidade de uma permanência mais longa no hospital para controlar complicações.

Consumo de tabaco ou maconha

O cirurgião pode pedir que você pare de fumar antes da cirurgia. O fumo leva a problemas na recuperação da anestesia e a complicações, devido à cicatrização lenta. A nicotina priva o coração de oxigênio pela constrição dos vasos sanguíneos e, claro, o sangue rico em oxigênio é necessário não só para a respiração como para a cicatrização.

DICA

Quanto antes parar de fumar, mais reduzirá o risco de complicações relacionadas ao fumo durante e após a cirurgia. É melhor que pare de fumar pelo menos 30 dias antes da cirurgia, ou o mais cedo possível. Entretanto, parar alguns dias antes da cirurgia provou ainda gerar benefícios. Até mesmo evitar o fumo 12 horas antes da operação melhora as funções cardiovasculares e pulmonares e o fluxo de sangue.

CUIDADO

Se fuma maconha, pode argumentar que não se trata de cigarro convencional e que não é preciso parar antes da cirurgia. Entretanto, a maconha exerce efeitos semelhantes aos da nicotina durante a cirurgia. Fumar maconha antes da cirurgia pode atenuar ou intensificar os efeitos da anestesia. Ela também afeta a pressão sanguínea de modo semelhante à nicotina, por causa do aumento de dióxido de carbono e da redução dos níveis de oxigênio no sangue.

Este é outro fato que não deve ser omitido do cirurgião. Converse com ele sobre o uso de tabaco ou maconha.

NESTE CAPÍTULO

» **Discutindo tipos de radiação**

» **Compreendendo prós e contras**

» **Analisando os efeitos colaterais da radiação e mais**

Capítulo 9

Terapia de Radiação

A terapia de radiação (ou radioterapia) é um tipo de tratamento para o câncer de mama. Para câncer de mama primário — câncer que não se disseminou além da mama ou dos linfonodos axilares —, ela usa raios controlados de alta energia para destruir células cancerosas que estão no caminho ou sobraram na mama ou *axila* (debaixo do braço) após a cirurgia. Muitas pacientes não entendem como ou por que células tumorais são deixadas para trás na cirurgia. Muitas vezes, elas chegam à clínica e perguntam: "Por que você não tirou tudo enquanto o corte estava aberto?" Alguns tumores podem ser vistos a olho nu ou sentidos com a mão, visto que contêm milhões, às vezes bilhões de células cancerosas. Contudo, muitos tumores não podem ser vistos ou sentidos, pois podem conter menos células. É por esse motivo que alguns locais do tumor podem ser deixados para trás. A radiação é uma ótima ferramenta para ajudar a destruir células residuais, que não podem ser vistas, ao mesmo tempo que poupa você de uma operação de grande porte, que criaria um grande problema físico.

A radiação também é usada para tratar câncer de mama secundário, que é o câncer que se disseminou além da mama e dos linfonodos axilares, muitas vezes para os tecidos dos pulmões, fígado, cérebro e ossos. O objetivo de usar radiação para tratar câncer de mama secundário é controlar e retardar a disseminação do câncer, aliviar sintomas e melhorar sua qualidade de vida.

Segundo as diretrizes da National Comprehensive Cancer Network (NCCN), o tratamento do câncer de mama com uma lumpectomia deve ser seguido por tratamento por radiação para reduzir o risco de o câncer voltar na região da mama. Muitas vezes você pode ouvir esse tratamento ser chamado de radiação *adjuvante* ou terapia *adicional*. A terapia adjuvante pode ser quimioterapia ou radioterapia aplicada depois da cirurgia. *Terapia neoadjuvante* (aplicada antes da cirurgia) e *terapia adjuvante* (aplicada após a cirurgia) são termos comuns no tratamento do câncer.

Essa regra tem exceções. O seu médico pode não recomendar a radiação por que os riscos superam os benefícios pelos seguintes motivos:

- Você já foi submetida à radiação nessa mama (há uma quantidade limitada de radiação que se pode receber na vida com segurança).
- Você está grávida.
- Você tem 70 anos ou mais (é improvável que o câncer reapareça e, assim, a radiação não ofereceria benefício terapêutico).
- Você sofre de várias doenças crônicas.

LEMBRE-SE

A terapia por radiação pode lhe ser oferecida com base em sua situação. O *rádio-oncologista* (médico especialista em tratamento radioterápico) considera o estádio, o grau e o tamanho do tumor, assim como sua idade e se você tem outras doenças crônicas, antes de recomendar a radiação.

Como Funciona a Terapia de Radiação

A radiação trata o local em que o câncer começou com raios de alta energia, produzidos por uma máquina chamada *acelerador linear* ou LINAC. O acelerador linear foca os raios de alta energia na parede torácica na área em que o tumor se encontra (ou se encontrava, se você foi operada) para destruir as células cancerosas ao mesmo tempo em que poupa a maior parte do tecido normal saudável adjacente. Ele possui medidas de segurança incorporadas para garantir que não aplique uma dose de raios maior que a prescrita e é rotineiramente verificado por um físico-médico para garantir que esteja funcionando adequadamente.

Se não estiver fazendo quimioterapia, a terapia de radiação geralmente é aplicada após uma lumpectomia. Se *estiver* recebendo quimioterapia, terá que aguardar o tratamento terminar antes de começar a radiação. Geralmente, há uma espera de 30 dias para iniciar a radioterapia após a cirurgia ou quimioterapia. Entretanto, algumas pessoas podem ter que esperar mais, dependendo do tempo que as incisões da cirurgia demoram para cicatrizar, ou por outros motivos médicos.

Primeiro, você verá o rádio-oncologista no ambulatório para discutir seu tratamento. Quando o tratamento, seus benefícios, riscos e possíveis efeitos colaterais tiverem sido totalmente explicados, você deverá assinar um termo de consentimento. Então, outra consulta será marcada para planejar o tratamento.

A radioterapia é feita em um centro de tratamento radiológico ou hospital. Para reduzir o risco, o tratamento por radiação é dividido em vários módulos menores — receber a dose total de radiação de uma vez prejudicaria o corpo. Assim sendo, o tratamento é dividido em pequenas doses iguais, chamadas de *frações*, geralmente aplicadas todos os dias da semana durante três a seis semanas (com descanso nos finais de semana), dependendo de seu plano de tratamento. A fração dada geralmente é igual em todas as vezes.

A terapia por radiação para câncer de mama primário pode ser aplicada de diversas formas e em diferentes doses, dependendo do plano de tratamento. O objetivo final da radiação é conseguir controlar o local ou área do tumor. Não conseguir controlá-lo resulta na possibilidade de o câncer se disseminar para outras partes do corpo, acarretando graves limitações físicas ou até na morte.

Planejando o Tratamento por Radiação

A equipe que planejará o tratamento determinará a área a ser tratada com radiação. O momento e a quantidade de radiação dependerão de cada situação. Normalmente, a radioterapia é oferecida em três opções de tratamento:

» Após uma lumpectomia ou cirurgia de conservação da mama.

» Após uma mastectomia. A radiação é aplicada na parede torácica e na área da axila porque o tumor era grande, estava próximo da parede torácica e células cancerosas ainda podem estar presentes, ou porque células cancerosas foram encontradas nos linfonodos axilares e áreas circundantes.

» A radioterapia nos linfonodos será aplicada se o câncer for encontrado nos linfonodos axilares ou acima da clavícula.

A equipe de radioterapia calcula quanta radiação é necessária para tratar seu câncer de mama. Uma mamografia ou uma tomografia computadorizada pode ser usada para mostrar o tumor na mama e as estruturas à sua volta. Antes de o tratamento começar, a equipe planeja cuidadosamente a sua radioterapia de feixe externo (a técnica mais comumente usada). Isso significa calcular quanta radiação você precisa para tratar o câncer e exatamente onde você precisa dela.

Após planejar o tratamento de radiação, a equipe pode fazer marcas com tinta em sua pele para garantir que trate a mesma área todos os dias. Às vezes, são usados pontos para fazer as marcações. A equipe de tratamento poderá ainda definir áreas na mama ou na axila para limitar as doses de radiação ou para serem evitadas totalmente. Este processo é chamado de *contorno*. A equipe finaliza o plano para a radiação usando um software avançado.

Aqui estão algumas perguntas que você pode fazer:

- Por que está recomendando radioterapia para mim?
- Em que consiste o tratamento e quanto tempo durará?
- Que áreas serão tratadas?
- A radioterapia irá mudar a forma e textura da mama?
- Há outras opções de tratamento?
- Quais são os efeitos colaterais em curto e longo prazo da radiação?
- O que posso fazer para aliviar as reações na pele?
- Vou precisar pedir licença do trabalho durante os tratamentos por radiação?
- Posso obter auxílio de transporte para ida e volta da clínica ou do hospital?
- A radiação afetará as chances de fazer uma reconstrução de mama mais tarde?
- Quem posso procurar para apoio emocional?
- Há alguém em sua equipe para quem eu possa ligar e conversar se tiver novos sintomas ou alguma preocupação?

O que Fazer Antes da Radioterapia

Aqui está uma lista de itens a resolver antes de iniciar um tratamento por radioterapia:

» Conte ao oncologista quais remédios, fitoterápicos, vitaminas e suplementos está tomando para garantir que essas substâncias não causem complicações durante o tratamento.

» Agende os horários para as sessões de radiação quando receber o plano de tratamento. Assim, você poderá se certificar de marcar datas convenientes, principalmente se trabalha.

» É melhor marcar suas sessões no mesmo horário todos os dias para criar uma rotina, e seu corpo se acostumar às mudanças internas, também.

» Compareça às sessões. Se perceber que poderá ter dificuldade para chegar ao local por causa de falta de transporte, doença grave ou viagem já marcada, informe ao oncologista.

DICA

Alguns centros de radiação oferecem ajuda com transporte para e do local do tratamento. Converse com a enfermeira da oncologia ou com o oncologista se você previr dificuldades de transporte.

Cuidados com a Pele Após a Radiação

Cuide da pele da área sendo tratada durante e após a radiação. Ela pode ficar queimada durante o tratamento, mas quase sempre sara com o tempo. A equipe de rádio-oncologia lhe dará instruções específicas para cuidar da pele, que deve seguir para reduzir o risco de reações graves. As instruções especiais para cuidados com a pele serão personalizadas, mas costumam incluir as seguintes:

» Lavar a área tratada delicadamente com água morna e sabonete neutro e secá-la dando tapinhas com uma toalha macia.

» Tomar banho de chuveiro e não de banheira.

» Receber o jato de água do chuveiro nas costas, não de frente.

» Usar desodorante sem perfume.

- Usar hidratantes suaves para manter a pele macia. Se não souber o que usar, pergunte ao oncologista.
- Evitar exposição da área tratada a temperaturas extremas, como compressas de gelo, compressas quentes, saunas e assim por diante.
- Evitar exposição da área tratada ao sol durante e após o tratamento para reduzir o risco de reações na pele.
- Evitar queimadura de sol na área tratada usando protetor solar com FPS 50 ou mais. Aplicar o protetor mesmo se a área tratada estiver coberta, pois os raios do sol podem atravessar as roupas.
- Evitar nadar durante e logo após o tratamento até que quaisquer reações de pele tenham sarado. Substâncias químicas na piscina podem irritar e causar uma reação na pele. Se você nada com regularidade e tiver dificuldade em se abster da natação, converse com o oncologista.
- Usar um sutiã ou top de algodão macio para evitar atrito ou fricção na pele, o que piora as reações da pele. Se tiver sido submetida a uma mastectomia total e tiver colocado uma prótese de silicone, pode ser mais confortável trocá-la por uma prótese mais leve.

Efeitos Colaterais da Terapia de Radiação

Os efeitos colaterais da radiação variam de uma pessoa a outra, sendo que alguns são mais comuns que outros. A maioria dos efeitos colaterais é imediata e temporária (chamados de *imediatos)*, mas alguns podem ser permanentes ou perdurar por vários meses ou até anos após o tratamento (chamados de *tardios*).

Efeitos colaterais imediatos podem ocorrer durante o tratamento ou até seis meses após seu término. As seções a seguir descrevem esses efeitos colaterais.

Reações de pele

Você pode notar vermelhidão na pele, como uma queimadura de sol, prurido, sensibilidade e escurecimento no local do tratamento. Essas mudanças geralmente ocorrem entre 10 a 14 dias após o início do tratamento, mas podem surgir perto do final ou quando você receber um reforço de radiação. É possível que você note uma escamação gradativa da pele que mais tarde pode se transformar em bolhas e exsudação, mas muitas pessoas não sofrem reações tão graves.

O nível de reação de pele à radiação depende do seguinte:

- » A intensidade da dose de radiação recebida.
- » Tipo de pele.
- » Problemas de pele preexistentes, como eczema ou psoríase.

Mudança no tamanho ou consistência da mama

A mama pode parecer mais firme, rija ou até espessa após a radiação. Algumas mulheres até notam que a mama, objeto da radiação, parece mais alta ou levantada após a radioterapia e diferente da outra mama.

Inchaço ou edema da mama

Pode ocorrer inchaço durante o tratamento, e você pode sentir aumento de volume no peito ou desconforto na mama. Às vezes, o inchaço desaparece depois de algumas semanas, mas, se continuar, fale a respeito com o oncologista. Ele pode querer que você seja examinada por um *especialista em linfedemas*, que realizará uma drenagem linfática manual usando técnicas de massagem especiais para mover fluido para os linfonodos, onde serão drenados.

Dor na região da mama

Esse tipo de dor pode se manifestar com pontadas ou fisgadas fortes na mama/região do peito ou na axila. Geralmente, essas dores são brandas e podem continuar após o término da radiação, mas a frequência da dor diminui gradativamente com o tempo. Se recebeu radiação na axila, talvez sinta dor/desconforto ou rigidez no ombro.

Cansaço e fadiga

Geralmente, a radiação na mama é bem tolerada, e muitas pessoas podem continuar a trabalhar durante o tratamento. Entretanto, ter que se submeter à radiação cinco dias por semana pode ser cansativo se somado ao trabalho e aos cuidados da casa, e pode ser fisicamente estressante. Além do cansaço habitual, a radiação em si pode causar *fadiga* — cansaço e exaustão extremos que não desaparecem com sono ou descanso. A fadiga pode afetá-la emocional e fisicamente e pode aumentar a fadiga já sentida devido à cirurgia ou quimioterapia. A fadiga pode ocorrer durante ou após a radiação.

Linfedema

Esse é um inchaço na região da mama que já descrevemos, mas neste caso também ocorre no braço e na mão, causado pelo acúmulo de fluido linfático nos tecidos superficiais do corpo. O linfedema pode ocorrer após a cirurgia e durante e após a radiação. Se você tiver sintomas de aperto, inchaço ou peso nessas áreas, fale com seu oncologista imediatamente. O linfedema pode ocorrer no longo prazo, mas você pode controlá-lo com estratégias de manipulação e tratamento adequado. Entretanto, ele pode não desaparecer por completo.

Mudança na forma, tamanho e cor da mama

Geralmente, quando você é submetida à radiação após uma lumpectomia, o tecido da mama do lado tratado parecerá mais rijo, ou a mama poderá encolher ou parecer mais firme e elevada. Isso ocorre porque a mama tem uma forma arredondada e não é possível distribuir doses perfeitamente uniformes de radiação em toda a área.

Perda de pelos na axila ou área do tórax

A radioterapia na axila causará a perda de pelos debaixo do braço e, no caso de homens, no peito. Geralmente eles voltam a crescer, mas nem sempre.

Dor de garganta

Se você receber radiação perto da clavícula, poderá sentir dor de garganta ou ter dificuldade para engolir durante ou após o tratamento. Se isso ocorrer, fale com o rádio-oncologista. Às vezes, será preciso tomar analgésicos (preferência para a forma líquida) antes de comer para reduzir o desconforto na garganta.

Efeitos colaterais tardios

As seções anteriores descreveram efeitos colaterais imediatos. Aqui, analisaremos os efeitos colaterais que podem surgir vários meses ou anos após o tratamento por radiação. A melhoria em técnicas como IMRT e a exatidão na marcação do local que será tratado ajudam a minimizar os efeitos colaterais tardios.

Tosse seca

Se parte de seus pulmões receber radiação, ela pode causar uma "tosse por radiação" — uma tosse seca que pode surgir e durar vários anos após o término da radiação.

Fibrose na axila

A fibrose na axila ocorre pelo enrijecimento do tecido debaixo do braço causado pela radiação, provocando acúmulo de cicatrizes. Quando a fibrose é acentuada, a mama pode parecer muito menor e firme por até vários meses após o término da radiação. Às vezes, minúsculos vasos sanguíneos rompidos podem ser vistos sob a pele, chamados de *telangiectasia*, atualmente intratável.

Sensibilidade nas costelas durante o tratamento

Isso pode ocorrer durante e após o tratamento, mas deverá melhorar gradativamente. A radiação pode causar o surgimento de uma dor semelhante à inflamação da artrite ao redor da área que liga o esterno às costelas. Às vezes, a sensibilidade nas costelas lembra uma dor no peito. Se você tiver sensibilidade ou dor no peito, informe ao rádio-oncologista.

Fibrose na parte superior do pulmão

A fibrose (cicatrizes) pode surgir no pulmão em casos raros.

Problemas cardiovasculares

CUIDADO

Embora sejam tomadas precauções especiais para proteger os tecidos do coração durante a radiação, existe um risco de desenvolver problemas cardiovasculares no futuro. Esses problemas podem ocorrer devido a cicatrizes/fibrose do músculo cardíaco, que recebeu radiação. A porção do coração com cicatriz não funcionará tão bem, podendo provocar insuficiência cardíaca ou infarto. Alguns problemas sérios que podem ocorrer incluem infarto devido a obstrução arterial ou até morte por causa da diminuição da irrigação sanguínea do coração, chamada de *isquemia*. Quanto mais alta a dose de radiação, maior é o risco de problemas cardiovasculares.

Enfraquecimento dos ossos

Os ossos na área de tratamento por radiação, como clavícula e costelas, podem se enfraquecer e fraturar.

Formigamento, dormência e dor no braço

Esses efeitos colaterais são causados por lesões nos nervos e podem resultar em alguma perda de movimento.

NESTE CAPÍTULO

» **Discutindo o papel da quimioterapia**

» **Explorando os efeitos colaterais da quimioterapia e mais**

Capítulo 10

Quimioterapia

A *quimioterapia* usa drogas anticancerígenas (*citotóxicas*) para destruir células doentes. As drogas circulam pelo corpo através da corrente sanguínea e agem interrompendo o crescimento das células cancerosas.

A quimioterapia opera milagres, mas muitas vezes é alvo de comentários negativos por parte de amigos, familiares e conhecidos devido a seus efeitos. E, de fato, ela causa alguns, como muitos medicamentos. A quimioterapia funciona erradicando células cancerosas, mas, infelizmente, algumas células normais de seu corpo também são prejudicadas, motivo pelo qual provoca efeitos colaterais.

Diferentes Tipos de Quimioterapia e Como Funcionam

A quimioterapia se divide em três categorias:

- **Quimioterapia neoadjuvante:** Esse tipo de quimioterapia é administrado antes da cirurgia a fim de diminuir o tamanho do tumor. Operar um tumor menor pode tornar a cirurgia mais viável ou menos desfigurante. Ela também é usada para determinar a sensibilidade do tumor a esse tipo de tratamento. O objetivo desse tipo de quimioterapia é trabalhar na direção da cura, muitas vezes em combinação com outros tratamentos.
- **Quimioterapia adjuvante:** Esse tipo é administrado após a cirurgia para reduzir a chance de o câncer se disseminar ou retornar. Ela destrói quaisquer células cancerosas que estejam no corpo. Esse tipo de quimioterapia também pode ser administrado para tumores de mama que retornaram. Como na quimioterapia neoadjuvante, seu objetivo é atingir a cura.
- **Quimioterapia paliativa:** Esse tipo é administrado quando o câncer se espalhou para outros órgãos ou progrediu para o estádio IV. Ele pode ser administrado indefinidamente a fim de prolongar a vida, inibir ou controlar o tumor e reduzir sintomas. O objetivo deste tipo de quimioterapia é proporcionar bem-estar — aliviar a dor que pode ser causada pelo tumor invadindo órgãos do corpo, mas *raramente cura.*

Medicamentos quimioterápicos comuns usados para quimioterapia adjuvante e neoadjuvante (muitas vezes usados em uma combinação de dois ou três) incluem os seguintes:

- Carboplatina (Paraplatin).
- Ciclofosfamida (Cytoxan).

- Docetaxel (Taxotere).
- Doxorrubicina (Adriamicina).
- Epirrubicina (Ellence).
- 5-fluorouracil (5-FU).
- Paclitaxel (Taxol).

A quimioterapia comumente usada para câncer de mama avançado ou para cuidado paliativo ou de bem-estar (muitas vezes usada para tratar câncer de mama que se disseminou para outras partes do corpo) inclui o seguinte:

- Paclitaxel (ligado à albumina) (nab-paclitaxel ou Abraxane).
- Capecitabina (Xeloda).
- Carboplatina (Paraplatin).
- Cisplatina (Platinol).
- Docetaxel (Taxotere).
- Eribulina (Halaven).
- Gemcitabina (Gemzar).
- Ixabepilone (Ixempra).
- Doxorrubicina lipossomal (Doxil).
- Mitoxantrona (Novantrone).
- Paclitaxel (Taxol).
- Vinorelbina (Navelbine).

Como pode ver, realmente *muitos* tipos de medicamentos quimioterápicos são usados para tratar o câncer de mama.

Mas como eles agem? Para entender isso, vamos observar o ciclo celular. Afinal, a quimioterapia age sobre as células.

As células em seu corpo se reproduzem por divisão, o que significa que uma célula se divide em duas células idênticas. Quase sempre que isso ocorre, as duas células novas são idênticas à célula-mãe. Contudo, como mencionamos no Capítulo 1, às vezes pode haver dano nas instruções que dizem à célula o que fazer, gerando células novas de alguma forma diferentes da célula-mãe. Tal mudança é chamada de *mutação*. Uma mutação pode fazer com que uma célula normal se desenvolva e se transforme em um tumor maligno ou canceroso.

Talvez você se lembre das aulas de biologia, nas quais foi ensinado que o ciclo celular tem cinco fases:

1. **Fase G1, vida normal:** É aqui que as células aumentam de tamanho, produzem RNA e sintetizam proteínas. Esta fase também é chamada de *ponto de checagem G*, porque garante que toda a atividade celular está pronta para a replicação do DNA.

2. **Fase S, replicação do DNA:** É quando são produzidas duas células-filhas semelhantes, cada uma contendo as instruções completas para replicação do DNA.

3. **Fase G2:** É o crescimento da célula preparando-se para a divisão — a célula continua a crescer e produz novas proteínas. Esta fase também é chamada de *ponto de checagem G2*, porque determina se a célula pode prosseguir e entrar na Fase M e se dividir.

4. **Fase M, mitose e citocinese:** A *mitose* é o processo que duplica o genoma em uma célula e o separa em metades idênticas. A *citocinese* é o processo em que o *citoplasma* da célula — o fluido que preenche a célula e cumpre várias funções essenciais à sua saúde e produtividade — se divide para formar duas *células-filhas* (como discutido no Capítulo 1).

5. **Fase G0, ciclo de repouso da célula:** É quando a célula deixa o ciclo e para de se dividir. Pode ser um período de repouso temporário ou permanente.

LEMBRE-SE

Uma célula de câncer de mama é uma célula danificada (que passou por mutação) que continua a se duplicar de maneira descontrolada, formando um tumor que pode ficar maior e, por fim, se espalhar para outras partes do corpo. Como a quimioterapia age atacando diferentes fases do ciclo celular, as quimioterapias mais eficazes para o câncer de mama precisam poder agir em cada ciclo da célula (exceto a G0, o ciclo de repouso).

A Tabela 10-1 mostra as diferentes classes de medicamentos quimioterápicos usados para tratar o câncer de mama:

» As *antraciclinas* são um tipo de antibiótico derivado de certos tipos de bactérias *Streptomyces*. As antraciclinas são usadas para tratar muitos tipos de câncer. Elas danificam o DNA nas células cancerosas, erradicando-as. A daunorrubicina, doxorrubicina e a epirubicina são antraciclinas.

» Os *taxanos* são um tipo de droga que bloqueia o crescimento das células interrompendo a mitose (divisão celular). Os taxanos interferem nos *microtúbulos* (estruturas celulares que ajudam a mover os cromossomos durante a mitose). Eles são usados no tratamento do câncer. O taxano é um tipo de inibidor de mitose e um tipo de agente antimicrotúbulo.

» Os *antimetabólitos* são um tipo de droga muito semelhante a substâncias químicas naturais em uma reação bioquímica normal nas células, mas diferente o suficiente para interferir em sua divisão e funções normais.

» Os *agentes alquilantes* provocam a substituição do hidrogênio por um grupo alquila para inibir a divisão e o crescimento celular.

TABELA 10-1 **Medicamentos Quimioterápicos e Seus Alvos**

Classe	Fase S	Fase M	Fase G1	Fase G2
Antraciclinas	Doxorrubicina (Adriamicina) Epirubicina (Ellence) Lipossomal doxorrubicina (Doxil)	Doxorrubicina (Adriamicina) Epirubicina (Ellence)	Doxorrubicina (Adriamicina) Epirubicina (Ellence)	Doxorrubicina (Adriamicina) Epirubicina (Ellence)
Taxanos		Paclitaxel (Taxol) Docetaxel (Taxotere) Pacitaxel ligado à albumina (nab-paclitaxel ou Abraxane)		Paclitaxel (Taxol) Paclitaxel ligado à albumina (nab-paclitaxel ou Abraxane)
Antimetabólitos	Metotrexato (Trexall) 5-fluorouracil (5-FU) Gemcitabina (Gemzar) Capecitabina (Xeloda)			

Classe	Fase S	Fase M	Fase G1	Fase G2
Agentes alquilantes	Ciclofosfamida (Cytoxan) Mitomicina (Mitomycina C) Cisplatina (Platinol) Carboplatina (Paraplatin)	Ciclofosfamida (Cytoxan) Mitomicina (Mitomicina C) Cisplatina (Platinol) Carboplatina (Paraplatin)	Ciclofosfamida (Cytoxan) Mitomicina (Mitomicina C) Cisplatina (Platinol) Carboplatina (Paraplatin)	Ciclofosfamida (Cytoxan) Mitomicina (Mitomicina C) Cisplatina (Platinol) Carboplatina (Paraplatin)
Antineoplásicos		Eribulina (Halaven)		Mitoxantrona (Novantrone) Eribulina (Halaven)
Alcaloides da vinca		Vinorelbina (Navelbine)		
Epotilonas		Ixabepilona (Ixempra)		Ixabepilona (Ixempra)

» Os *antineoplásicos* inibem ou evitam o crescimento e a disseminação de tumores ou células malignas.

» Os *alcaloides da vinca* são um tipo de droga que bloqueia o crescimento das células interrompendo a mitose (divisão das células). Os alcaloides da vinca interferem nos microtúbulos (estruturas celulares que ajudam a mover os cromossomos durante a mitose). São um tipo de inibidor mitótico e de agente antimicrotubular.

» As *epotilonas* são obtidas a partir de bactérias e interferem na divisão das células.

LEMBRE-SE

Infelizmente, medicamentos quimioterápicos não sabem a diferença entre células normais e cancerosas. Eles destroem ativamente células em processo de crescimento e divisão. Células cancerosas crescem e se dividem ativamente com mais frequência do que células normais, então têm maior probabilidade de serem destruídas pela quimioterapia. E mesmo que, às vezes, as células normais morram, elas têm melhores condições de reparar o dano causado pela quimioterapia do que as células cancerosas.

A QUIMIO "DIABO VERMELHO"

Talvez você tenha ouvido o oncologista dizer que você receberá uma terapia do *diabo vermelho*. Não leve esse nome a sério! O diabo vermelho nada mais é do que a Adriamicina. O tratamento com Adriamicina recebeu esse apelido por que a solução é vermelha e causa vários efeitos colaterais indesejáveis, incluindo baixa contagem de glóbulos vermelhos (anemia), baixa contagem de glóbulos brancos (neutropenia), baixa contagem de plaquetas, feridas na boca, perda de cabelo, mudanças nas unhas e descoloração da urina.

Como a Quimioterapia É Administrada

Normalmente, a quimioterapia é administrada por via *intravenosa* (na veia) na forma de infusão durante várias horas ou de injeção durante alguns minutos. Algumas são administradas semanalmente.

Geralmente, ela é administrada em *ciclos*. Cada ciclo de tratamento é seguido por outro de repouso para dar ao corpo (suas células normais) tempo de se recuperar antes do próximo ciclo. A equipe de tratamento colherá amostras de sangue antes de iniciar o ciclo seguinte para se certificar de que a contagem de glóbulos vermelhos esteja normal.

Alguns ciclos de quimioterapia podem ser administrados semanalmente ou a cada duas ou três semanas, e em combinação. A ordem na qual a quimioterapia é administrada pode variar com base em seu plano de tratamento. Muitas vezes, os ciclos serão encurtados, com um período de repouso mínimo, porque pesquisas mostraram essas *doses densas de quimioterapia* podem reduzir a chance de recorrência do câncer.

As quimioterapias adjuvantes e neoadjuvantes geralmente são administradas ao longo de um período de três a seis meses, dependendo da eficácia da medicação. Para pacientes com câncer de mama avançado ou em estádio IV, a quimioterapia é administrada continuamente, mas pode ser mudada ou interrompida, dependendo de como estiver funcionando ou se o paciente está tolerando os efeitos colaterais.

Efeitos Colaterais Comuns de Diferentes Quimioterapias

Os efeitos colaterais provocados pela quimioterapia dependem do tipo de medicação usada. Como mencionamos, a quimioterapia destrói células normais em processo de divisão ativa. A maioria das células do corpo divide-se e multiplica- se ao longo do tempo, mas as que se renovam rapidamente são as mais afetadas pela quimioterapia. Entre elas estão as da pele, do cabelo, das unhas, da boca, do revestimento do estômago e sistema digestivo e da medula óssea (que produz novas células sanguíneas). Assim, muitos dos efeitos colaterais mais comuns ocorrem nesses órgãos, e também em outros.

Algumas quimioterapias podem causar um efeito, outras não. Por exemplo, o paclitaxel pode provocar danos aos nervos, cérebro e medula espinhal que podem levar à *neuropatia periférica*, um problema do sistema nervoso que causa dor, dormência, formigamento, inchaço ou fraqueza muscular em diferentes partes do corpo. A doxorrubicina pode causar danos ao coração, incluindo a *cardiomiopatia*, uma doença crônica do músculo cardíaco. O fato de a quimioterapia poder causar certos efeitos colaterais não significa que eles irão ocorrer. Contudo, é importante ficar ciente de efeitos colaterais comuns para poder relatar os sinais e sintomas ao seu médico o mais cedo possível. Ele poderá ajustar a dose, pular uma dose ou mudar totalmente a terapia, se necessário.

A Tabela 10-2 enumera efeitos colaterais relacionados aos sistemas do corpo humano.

TABELA 10-2 **Efeitos Colaterais Comuns da Quimioterapia Relacionados aos Sistemas do Corpo Humano**

Sistema Corporal	Efeitos Colaterais
Medula óssea	Cansaço ou fadiga
	Hematomas
	Sangramento
	Risco de infecções: Sinais e sintomas incluem temperatura elevada ou mais baixa que o normal, sensação de frio, tosse, dores musculares, dor de garganta, dor ao urinar

Sistema Corporal	Efeitos Colaterais
Sistema digestivo	Feridas na boca Alterações de paladar Diarreia Constipação Falta de apetite Perda de peso
Cabelo, pele e unhas	Cabelo mais fino Perda de cabelo e pelos, incluindo sobrancelhas Pele seca Pele sensível Lesões na pele Sulcos nas unhas Unhas quebradiças Linhas brancas nas unhas
Sistema nervoso central e periférico	Dormência ou dor nas mãos e nos pés Perda de audição, principalmente para sons agudos Zumbido no ouvido
Rins	Insuficiência renal (mau funcionamento dos rins) Edemas (inchaço ou acúmulo anormal de líquido) podem ocorrer em todo o corpo. O rosto, as mãos ou as pernas ficam mais "inchadas" do que o normal. Os pacientes notam o problema nas pernas com mais frequência, pois a força da gravidade faz o líquido se acumular nelas.

(continua)

(continuação)

Sistema Corporal	Efeitos Colaterais
Fígado	Insuficiência hepática
	Icterícia (cor amarelada da pele)
	Sangramento fácil
	Inchaço abdominal
	Confusão ou desorientação
	Sonolência
Coração	Batimentos cardíacos irregulares (arritmia)
	Batimentos cardíacos rápidos (taquicardia)
	Dificuldade para respirar
	Tosse seca
	Fadiga
	Inchaço nas mãos e nos pés (edema)
	Insuficiência cardíaca congestiva (o coração não bombeia sangue suficiente)
Pulmão	Inflamação/infecção do pulmão (pneumonite)
	Formação de tecido cicatricial (fibrose pulmonar), o que limita sua função
	Tosse seca
	Dificuldade para respirar
	Fadiga
	Sibilos

O Efeito "Quimio-cérebro"

Quando o tratamento quimioterápico termina, algumas pessoas se queixam de dificuldade de se concentrar e se lembrar de tarefas diárias. Algumas se veem precisando anotar tudo o que farão durante o dia. Geralmente, elas conseguem realizar as atividades normais do dia, mas às vezes não conseguem realizar tarefas específicas que conseguiam fazer antes da quimioterapia.

Esse sintoma foi relatado pela primeira vez por pacientes de câncer de mama e passou a ser chamado de *quimio-cérebro*. O quimio-cérebro é causado não só pela quimioterapia, mas também por outros tratamentos para câncer, incluindo cirurgia, radiação e imunoterapia, que aumentam a inflamação e prejudicam o sistema imunológico, o que, por sua vez, altera o funcionamento do cérebro.

Quando o sistema imunológico está danificado, há um aumento na liberação de *citocinas* (proteínas que enviam mensagens entre as células) no cérebro, o que afeta o funcionamento cerebral. Contudo, um estudo realizado pelo City of Hope Medical Center indicou que os sintomas de quimio-cérebro provavelmente são causados pelo aumento da liberação de citocinas no cérebro pelo *câncer*, não pela quimioterapia. As causas do quimio-cérebro continuam sendo controversas.

A seguir, estão alguns sintomas comuns vistos no quimio-cérebro:

- Dificuldade em encontrar a palavra certa.
- Dificuldade em acompanhar uma conversa.
- Incapacidade de se concentrar.
- Dificuldade para realizar multitarefas.
- Esquecimento.
- Perda de aptidão matemática.
- Fadiga, falta de energia.
- Confusão ou atordoamento.

Mesmo que você tenha quimio-cérebro, saiba que ele não é permanente. E há estratégias que podem ser usadas para melhorar sua memória e funções cognitivas.

Entendendo o Teste Oncotype DX

O *Oncotype DX* é um teste genômico. *Genômico* significa que é um teste que envolve genes, e grupos de genes contêm as instruções para criar as moléculas exigidas para a vida, como as proteínas. O Oncotype DX é usado com frequência por equipes de tratamento em casos em que o tumor é receptor hormonal positivo para determinar se a quimioterapia e terapias hormonais têm probabilidade de serem benéficas para o tratamento. Esse teste analisa a expressão de um grupo de 21 genes em um tumor a partir de uma amostra retirada durante a cirurgia. Como as células cancerosas têm mutações e são diferentes das células normais, o padrão dos genes nas células tumorais pode ajudar a indicar sua sensibilidade a certos agentes quimioterápicos.

Há dois tipos diferentes de testes Oncotype DX — um para pacientes com CDIS e outro para pacientes com câncer de mama em estádio inicial. Há dois motivos importantes para que o médico peça um Oncotype DX:

» Determinar o risco de recorrência em um câncer de mama inicial com receptor de estrógeno positivo e ver se a quimioterapia pode ser benéfica após a cirurgia.

» Determinar o risco de recorrência para CDIS (carcinoma ductal in situ) e/ou de um novo câncer invasivo na mesma mama, e se a radioterapia será benéfica após a cirurgia.

LEMBRE-SE

O teste Oncotype DX não será o único fator de decisão para o tratamento. A equipe médica combinará a avaliação do teste Oncotype DX com o resultado da patologia (estádio e grau do câncer e status do receptor) e outras características da doença antes de fazer a recomendação de tratamento.

Quem deve fazer o teste Oncotype Dx?

- Se tiver diagnóstico de câncer de mama invasivo em estádio I ou II.
- Se seu câncer for receptor de estrógeno positivo, HER2– (HER2-negativo).
- Se você tiver doença de linfonodo negativa ou está na pós-menopausa com de um a três linfonodos positivos, a critério do oncologista.

Como o Oncotype DX funciona?

O Oncotype DX é um teste genômico de *prognóstico* ou preditivo que analisa o comportamento de 21 genes em seu tumor, que são diferentes dos do tecido normal de seu corpo. O Oncotype DX pode oferecer respostas para as seguintes perguntas:

- Qual é a probabilidade de o câncer retornar?
- Qual é a probabilidade de você se beneficiar da quimioterapia se estiver sendo tratada para um câncer de mama invasivo em estádio inicial? Isso não é usado comumente.
- Qual é a probabilidade de você se beneficiar da radioterapia se estiver sendo tratada para CDIS?

Interpretando a pontuação de recorrência

Os resultados do teste Oncotype DX para câncer de mama em estádio inicial são apresentados na forma de uma *pontuação de recorrência* entre 0 e 100:

- **Abaixo de 18:** Risco baixo de recorrência de câncer. Provavelmente o benefício da quimioterapia seria pequeno e não compensaria os efeitos colaterais em potencial.

- **18-30:** Risco de recorrência de câncer intermediário (moderado). O benefício da quimioterapia é desconhecido.
- **31 e acima:** Risco de recorrência alto e é provável que os benefícios da quimioterapia sejam maiores do que o risco de efeitos colaterais.

Entendendo o Teste MammaPrint

O *MammaPrint* é um teste genômico que analisa 70 genes associados à metástase do câncer de mama para ajudar a determinar seu risco biológico de recorrência. O MammaPrint responde o seguinte:

- Quem corre risco de recorrência.
- Se você pode desistir da quimioterapia com segurança.
- Qual é o melhor tratamento para você.

Interpretando os resultados do MammaPrint

Os resultados do MammaPrint são apresentados como sendo de *baixo risco* ou *alto risco*. O MammaPrint é usado por muitos oncologistas e cirurgiões em conjunto com outros critérios para determinar o plano de tratamento para o câncer de mama.

- **Baixo risco:** Quando o resultado do MammaPrint é de baixo risco, significa que você corre um risco baixo de o câncer retornar em dez anos sem qualquer tratamento adicional após a cirurgia. Assim, o tratamento com terapia hormonal ou endócrina, como tamoxifeno ou inibidores de aromatase, muitas vezes será suficiente após a cirurgia.
- **Alto risco:** Quando o resultado do MammaPrint é de alto risco, significa que você corre um risco maior de o câncer retornar em dez

anos sem qualquer tratamento adicional após a cirurgia. Entretanto, você se beneficiará de um tratamento agressivo, e a quimioterapia pode ser recomendada.

DICA

Fale com o especialista em câncer sobre se os testes biomarcadores Oncotype DX ou MammaPrint são adequados para você. O médico pode basear a decisão nas diretrizes de uma prática específica de instituições como o National Comprehensive Cancer Network (NCCN) ou a Sociedade Americana de Oncologia Clínica.

Preparando-se para a Quimioterapia

Você encontrará o oncologista clínico especializado em tratar cânceres com quimioterapia e hormonioterapia. O oncologista preparará o plano de tratamento e lhe recomendará quimioterapia antes ou depois da cirurgia.

Quimioterapia antes da cirurgia: Quimioterapia neoadjuvante

Se seu tumor for grande ou você for receptor positivo para HER2, seu médico oncologista poderá recomendar quimioterapia antes da cirurgia para ajudar a diminui-lo e para descobrir o quanto ele é sensível ao medicamento. Submeter-se à quimioterapia antes da cirurgia, como mencionamos, é chamado de quimioterapia neoadjuvante.

DICA

Se o tumor diminuir, isso pode significar que você precisará ser submetida a uma cirurgia de menor porte. Por exemplo, se tinha uma massa de 5cm na mama e usava um sutiã tamanho 42 ou 44, a quimioterapia antes da cirurgia poderá reduzir o tumor a 1cm, e talvez você possa ser submetida a uma lumpectomia com segurança, em vez de a uma mastectomia. Converse com seu cirurgião e seu oncologista clínico se tiver dúvidas sobre a terapia neoadjuvante. Talvez você precise de radioterapia e hormonioterapia após a cirurgia.

Quimioterapia após a cirurgia: Quimioterapia adjuvante

A quimioterapia adjuvante é uma terapia administrada após a cirurgia. Seu oncologista pode recomendá-la pelos seguintes motivos:

- Os linfonodos axilares tiveram resultado positivo para células de câncer de mama.
- O tumor da mama era grande.
- As células do câncer de mama eram de grau elevado (grau 3).
- As células de câncer de mama não tiveram resultado positivo para receptores hormonais (estrógeno, progesterona ou HER2) e provavelmente não responderão bem à hormonioterapia. Ser negativo para todos os três receptores muitas vezes se chama *doença da mama triplo negativo.*
- As células cancerosas têm grande chance de se separar do tumor da mama e se espalhar para outras partes do corpo. A quimioterapia pode erradicá-las.

NESTE CAPÍTULO

» Discutindo o uso da terapia hormonal/endócrina para o câncer de mama

» Conhecendo os diferentes tipos de terapia hormonal e seus efeitos colaterais e mais

Capítulo **11**

Terapias Endócrinas, Biológicas e de Ponta

A terapia endócrina (TE), também conhecida como *terapia hormonal*, para câncer de mama é diferente da terapia de reposição hormonal. Algumas terapias de reposição hormonal oferecem uma forma sintética ou biológica de hormônios (por exemplo, estrógeno, testosterona ou progesterona), que normalmente são produzidos naturalmente no corpo para alívio de sintomas de pós-menopausa, como fogachos, secura vaginal, oscilações de humor e assim por diante. Isso é diferente da terapia hormonal usada no tratamento do câncer de mama.

O tratamento do câncer de mama avançou muito, mas não existe um tratamento único que sirva a todos os tipos de câncer. É mais como um quebra-cabeças cujas peças são montadas com vários tipos de medicamentos visando uma cura ou o aumento das chances de sobrevida.

A Terapia Endócrina no Tratamento do Câncer de Mama

A terapia *hormonal*, como mencionamos, muitas vezes é chamada de terapia *endócrina*. O sistema endócrino é formado de glândulas que produzem e secretam hormônios. Como a terapia endócrina usada para o câncer de mama visa o hormônio estrógeno, que normalmente está presente em nosso corpo, esses termos são usados de modo intercambiável. O estrógeno pode promover o desenvolvimento do câncer de mama e a terapia hormonal consiste no uso de medicamentos via oral que reduzem ou impedem a produção de estrógeno ou bloqueiam os receptores de estrógeno para manter o estrógeno afastado das células da mama. Os medicamentos da terapia endócrina são usados com o seguinte fim:

- » Reduzir o risco de recorrência do câncer de mama receptor de estrógeno positivo.
- » Reduzir o risco de surgimento de câncer de mama receptor de estrógeno positivo em pessoas com alto risco de desenvolver a doença no futuro.
- » Ajudar a diminuir ou retardar o crescimento do câncer de mama receptor de estrógeno positivo em *estádio avançado* ou *metastático*.

A terapia endócrina pode ser recomendada por cinco a dez anos, apenas se as células de câncer de mama forem positivas para *receptores de estrógeno* (ER+), células que têm uma proteína receptora especial, que se liga ao hormônio estrógeno. Células cancerosas ER+ precisam do estrógeno para crescer e podem morrer ou parar de crescer com uma substância que bloqueie a ação ou a ligação do estrógeno. Células cancerosas *receptoras positivas de progesterona* (PR+) são células que têm uma proteína receptora especial que se liga ao hormônio progesterona. As células cancerosas PR+ podem precisar da progesterona para crescer, e podem morrer ou parar de crescer quando é usado um agente antiprogesterona.

Há três tipos de terapia endócrina usados para prevenção do câncer de mama:

- » Moduladores seletivos de receptores de estrógeno (MSRE), também chamados de *antiestrógenos*:
  - Tamoxifeno (comercializado como Nolvadex).
  - Raloxifeno (comercializado como Evista).
  - Citrato de toremifene (comercializado como Fareston).
- » Inibidores de aromatase:
  - Anastrozol (comercializado como Arimidex).
  - Exemestano (comercializado como Aromasin).
  - Letrozol (comercializado como Femara).
- » Bloqueadores seletivos de receptores de estrógeno, chamados BSREs:
  - Fulvestrant (comercializado como Faslodex).

Efeitos colaterais da terapia endócrina

LEMBRE-SE

Cada pessoa reage de modo diferente a medicamentos e você pode experimentar mais ou menos efeitos colaterais do que outras. Em geral, os efeitos colaterais podem ser controlados e, muitas vezes, melhoram com o tempo, à medida que seu corpo se acostuma aos medicamentos. Alguns efeitos colaterais são causados por terapias hormonais, enquanto outros são específicos de um determinado tipo de medicamento.

Preparando-se para a Terapia Endócrina

Primeiro, você encontrará o oncologista especializado no tratamento do câncer com hormonioterapia. Há dois tipos principais de hormonioterapia: a terapia administrada antes da cirurgia (chamada de terapia *neoadjuvante*) e a terapia administrada após a cirurgia (chamada de terapia *adjuvante*).

Terapia endócrina antes da cirurgia

Seu oncologista pode administrar hormonioterapia para reduzir um tumor de mama grande ou localmente avançado antes da cirurgia. Este tratamento só é realizado em mulheres com câncer de mama receptor de estrógeno positivo. O objetivo é reduzir o tumor para que a mama seja conservada quando ele for removido por lumpectomia ou excisão ampla, e não por mastectomia.

Seu oncologista clínico continuará a monitorar o tamanho do tumor na mama, enquanto administra a hormonioterapia. Isso a ajudará a determinar se o tratamento está funcionando, se deve recomendar sua continuação ou cirurgia imediata. O médico levará sua situação específica em conta ao decidir qual tratamento é mais adequado para você.

Terapia endócrina após a cirurgia

Muitas vezes, a hormonioterapia é administrada depois da cirurgia da mama, após a conclusão da radioterapia ou da quimioterapia. Ela provou ser eficaz na redução do risco de recorrência, além de evitar o desenvolvimento de um novo tumor na mama. Geralmente, é administrada durante cinco a dez anos. O oncologista determinará a duração do tratamento adequado para você.

Se você não puder ser operada

Às vezes, a cirurgia da mama não é uma boa opção para você. Tal situação pode estar relacionada ao fato de você ter problemas sérios de saúde, por exemplo, que aumentem o risco de complicações cirúrgicas. Ou talvez você não queira se submeter à cirurgia. Seus oncologistas poderão lhe oferecer hormonioterapia se seus receptores forem positivos para estrógeno e progesterona. Às vezes, isso se chama *terapia endócrina primária*. A TE primária não erradica o câncer, mas pode impedi-lo de crescer ou reduzi-lo durante vários meses ou até alguns anos. Se o câncer voltar a crescer, talvez você precise de outros tipos de tratamento.

Fazendo muitas perguntas

É importante perguntar ao médico sobre a terapia endócrina para o câncer de mama. Aqui estão algumas perguntas que você pode fazer:

- Por que você está recomendando a terapia endócrina para mim?
- Existe outro tratamento que posso fazer além ou em vez da terapia endócrina?
- Qual é o objetivo da terapia endócrina?
- Que medicamentos tomarei? Posso escolher o tipo de medicamento?
- Quais são os efeitos colaterais em curto e longo prazo da terapia endócrina?
- Existe algum tratamento que não cause infertilidade?
- Qual será a duração de meu tratamento com terapia endócrina?
- O que posso fazer para aliviar os efeitos colaterais durante a terapia endócrina?
- Como saberei se contraí uma infecção?
- Preciso pedir licença do trabalho durante o tratamento?

» Há alguém em sua equipe para quem eu possa ligar e conversar se sentir novos sintomas ou estiver preocupada?

» Quem posso contatar para apoio emocional?

Terapia-alvo ou Biológica no Tratamento do Câncer de Mama

Terapias *biológicas*, ou terapias-*alvo*, são tratamentos dados para interromper a função ou os processos da célula cancerosa. Essas terapias podem fazer o seguinte:

» Interromper o crescimento das células cancerosas.

» Identificar e destruir células cancerosas.

» Aumentar o ataque do sistema imunológico às células cancerosas.

A terapia biológica é recomendada com base no seguinte:

» O tipo de câncer de mama.

» Até onde o câncer de mama se espalhou (em que estádio está).

» Tratamentos anteriores realizados.

DICA

Embora muitas terapias biológicas para câncer ainda sejam experimentais, algumas provaram ser muito eficazes para tratar a doença.

Terapias biológicas para o câncer de mama impedem as células cancerosas de sinalizarem ou mudarem o modo com que as células interagem para fazê-las parar de se dividir e crescer. Essas terapias--alvo consistem em medicamentos que atingem moléculas de proteínas específicas nas células cancerosas. Anticorpos monoclonais, inibidores de quinase dependente de ciclina, inibidores tirosino quinase, proteína-alvo da rapamicina em mamíferos (mTOR) e inibidores PARP são algumas das terapias-alvo usadas no tratamento do câncer de mama.

Anticorpos monoclonais, por exemplo, identificam e se ligam a receptores de proteína específicos na célula que fazem o câncer crescer. Os anticorpos se ligam a essas proteínas e ajudam a interromper os sinais de crescimento nas células cancerosas, impedindo-as de se multiplicar e espalhar. Anticorpos monoclonais também podem ser usados com quimioterapia como terapia adjuvante.

O HER2 é um alvo na terapia biológica para o câncer de mama. Aproximadamente 15–18% de indivíduos recém-diagnosticados com câncer de mama têm uma abundância de receptores HER2, o que faz as células cancerosas crescerem mais depressa. Se forem descobertos muitos receptores HER2+ na biópsia de seu câncer de mama, você pode receber trastuzumabe (Herceptin). O trastuzumabe é uma terapia biológica que bloqueia o HER2.

CUIDADO

Ter um câncer HER2+ significa que o câncer é mais agressivo e pode crescer mais depressa e se disseminar rapidamente para outras partes do corpo. Mas a boa notícia é que existe uma terapia-alvo para ajudar a destruir esse tipo de células cancerosas.

Tipos de terapias biológicas

Qualquer tratamento que use as defesas de seu sistema imunológico natural para evitar infecções, doenças ou proteger o corpo de efeitos colaterais de um tratamento é chamado de terapia *biológica*. Nesta seção, discutimos as terapias biológicas.

Anticorpos monoclonais

» O trastuzumabe (Herceptin) bloqueia os efeitos do fator de crescimento das proteínas do HER2, que envia sinais de crescimento às células cancerosas da mama, dessa forma interrompendo seu crescimento. O Herceptin é amplamente usado entre os anticorpos monoclonais.

- O pertuzumabe (Perjeta) geralmente é administrado em conjunto com o trastuzumabe e a quimioterapia para tratar câncer de mama para certos indivíduos com câncer de mama HER2+ que se espalhou para outras partes do corpo. Ele também é usado para tratar câncer de mama HER2+ em estádio inicial.
- Ado-trastuzumabe emtansina (Kadcyla) é uma combinação de um anticorpo e uma medicação para câncer usada para tratar cânceres de mama que se espalharam para outras partes do corpo ou que retornaram.

DICA

Trastuzumabe (Herceptin) pode ser ministrado em conjunto com quimioterapia antes ou após a cirurgia ou radiação.

Inibidores de tirosina quinase

Inibidores de tirosina quinase são terapias-alvo que bloqueiam sinais necessários para o crescimento dos tumores e podem ser usados com outras drogas anticâncer como terapia adjuvante. Os inibidores de tirosina quinase incluem Lapatinibe (Tykerb), que bloqueia os efeitos da proteína HER2 e outras proteínas no interior das células cancerosas. Ele é administrado com frequência em combinação com outras drogas para tratar pacientes com câncer de mama HER2+ que não foi controlado com o trastuzumabe.

Inibidores de quinases dependentes de ciclina

Inibidores de quinases dependentes de ciclina bloqueiam proteínas chamadas *quinases dependentes de ciclina*, que causam o crescimento de células cancerosas. Os inibidores de quinases dependentes de ciclina incluem Palbociclib e Ribociclib, que são usados com o medicamento letrozol para tratar o câncer de mama ER+ e HER2−, que se disseminou para outras partes do corpo. Ele é usado em mulheres em pós-menopausa cujo câncer não foi tratado anteriormente com hormonioterapia. Às vezes, o Palbociclib é usado com fulfestrant em mulheres cujo câncer de mama progrediu após o tratamento com hormonioterapia.

Inibidores de proteína-alvo da rapamicina em mamíferos (mTOR)

Inibidores de proteína-alvo da rapamicina em mamíferos (mTOR) bloqueiam a proteína mTOR, o que pode evitar o crescimento das células cancerosas e de novos vasos sanguíneos de que os tumores precisam para sobreviver. Inibidores mTOR incluem everolimo, que é ministrado a mulheres em pós-menopausa com câncer de mama em estádio avançado com receptores de hormônios positivos que também é HER2- e não melhorou com outro tratamento.

Inibidores PARP

Inibidores PARP são um tipo de terapia-alvo que interrompe a reparação do DNA, o que pode causar a destruição das células cancerosas. Os inibidores PARP mostraram ser eficazes no tratamento de cânceres positivos para mutação BRCA. Por exemplo, olaparibe (Lynparza) é o primeiro inibidor PARP aprovado pela FDA para câncer de ovário com mutação BRCA por causa do êxito visto com a droga em ensaios clínicos. O relatório recente da fase III do ensaio OLYMPIAN mostrou que o olaparibe melhora mais a sobrevida sem progressão do que a quimioterapia padrão em câncer de mama positivo para BRCA. Agora podemos aguardar a aprovação do olabaribe pela FDA para câncer de mama positivo para BRCA no futuro.

Trastuzumabe e pertuzumabe: Anticorpos monoclonais

O Herceptin não deve ser dado a mulheres grávidas ou que tenham os seguintes problemas cardiovasculares:

- Dor no peito ou angina que precise ser medicada.
- Insuficiência cardíaca congestiva.
- Pressão arterial não controlada.
- Doenças valvulares cardíacas que causem sintomas.
- Fibrilação atrial não controlada ou arritmia cardíaca.

Antes de iniciar o tratamento com Herceptin, a equipe de oncologia examinará seu coração com um ecocardiograma, um exame de medicina nuclear não invasivo que permite aos médicos obter informações sobre a atividade do músculo cardíaco, e a cada três meses, enquanto recebe o tratamento, para determinar se o Herceptin está causando problemas.

Efeitos colaterais comuns do Herceptin incluem os seguintes (pelo menos 10 em cada 100 pacientes sofrem estes efeitos):

- Reação ao medicamento durante a administração (reação durante a infusão).
- Aumento de risco de infecções.
- Cansaço e fraqueza (fadiga).
- Sensibilidade no local no caso de Herceptin aplicado sob forma de injeção.
- Diarreia.
- Erupções cutâneas.
- Alterações no paladar.
- Perda de apetite.
- Facilidade em ter equimoses.
- Olhos irritados e vermelhos (conjuntivite).

» Dormência ou formigamento nos dedos das mãos e dos pés.

» Dificuldade para dormir.

» Fogachos.

Efeitos colaterais mais raros incluem os seguintes (pelo menos 1 em cada 100 pacientes sofrem estes efeitos):

» **Problemas hepáticos:** Ter resultados irregulares em exames de função hepática.

» **Problemas pulmonares crônicos de longo prazo:** Causando dificuldades de respiração.

» **Amenorreia:** Mulheres têm o ciclo menstrual suspenso temporariamente.

» **Perda de fertilidade:** Você pode ficar estéril.

LEMBRE-SE

Os efeitos colaterais do Herceptin podem ser leves ou severos, e podem melhorar ou piorar durante o tratamento. Novos efeitos colaterais podem surgir à medida que o tratamento continuar. Os efeitos sentidos dependem de:

» Seu estado geral de saúde.

» A dose do medicamento recebida.

» A frequência com que recebeu o medicamento antes.

Converse com a equipe de oncologia se o medicamento causar qualquer efeito colateral, para que ela a ajude a controlar os sintomas, lhe dê informações e a tranquilize.

Medicina de Precisão

Embora tenhamos terapias biológicas que incluem terapia-alvo, anticorpos monoclonais e imunoterapias, o câncer se tornou tão complexo que muitos desses tratamentos não funcionam para todos.

As pesquisas sobre o câncer de mama estão evoluindo constantemente e criando novos tratamentos, principalmente na área da medicina de *precisão*, ou *personalizada*. A medicina de precisão, em termos da terapia do câncer, baseia-se no uso de informações genéticas da pessoa para tratar ou diagnosticar a doença. Com tudo o que sabemos sobre o desenvolvimento do câncer, entendemos que ele é uma doença do genoma, porque carrega o próprio conjunto de mutações a nível do DNA da célula. Se entendermos as alterações genéticas em uma célula cancerosa, estaremos mais bem preparados para desenvolver terapias personalizadas, que visem biomarcadores específicos no perfil genético de uma pessoa.

Benefícios da medicina de precisão

Os benefícios da medicina de precisão incluem os seguintes:

- » Menos resistência às drogas devido a terapias voltadas para mudanças genéticas específicas dentro do tumor do indivíduo.
- » A habilidade de prever qual medicamento será mais eficaz para tratar o câncer de mama de um paciente.
- » Um grande depósito de informações sobre muitos cânceres, segundo suas mudanças de DNA, que combinam evidências com tratamentos comprovados.

Terapias Emergentes

Há um esforço constante por parte dos pesquisadores para encontrar novos tratamentos para vários tipos de câncer de mama. Novos ensaios clínicos são citados o tempo todo em várias populações com diferentes etnicidades e fatores de risco para ajudar a achar a cura permanente ou tratamentos mais eficazes para a doença. Os resultados de ensaios clínicos são a base para definir diretrizes para o tratamento do câncer de mama. Nas seções a seguir, discutimos as descobertas em terapias-alvo e sinalização celular que são tratamentos emergentes para o câncer de mama.

Terapias-alvo: Imunolipossomas

Pesquisadores do Comprehensive Cancer Center da Universidade da Califórnia, em São Francisco, estão usando uma tecnologia nova chamada *imunolipossomas* para erradicar células cancerosas. Um imunolipossoma é uma molécula composta de uma bola de gordura (lipídio) que contém um agente quimioterápico. Um anticorpo é usado para identificar o marcador de proteína na superfície da célula cancerosa e então levar a bola de gordura para o interior da célula cancerosa, onde o agente quimioterápico é liberado e a célula morre. O benefício de um tratamento como esse é que a quimioterapia não chega em concentrações elevadas ao tecido não canceroso, resultando (em teoria) em menos efeitos colaterais nos tecidos normais.

Sinalização celular

A atividade de comunicação no interior das células é bastante ruidosa — as células enviam e recebem mensagens entre si constantemente. Algumas enviam mensagens para estimular o crescimento, enquanto outras, para interrompê-lo e causar a morte da célula. Todo tipo de processo de sinalização celular envolve marcadores de proteína que estão na superfície das células e os genes que estão no interior das células. Quando o processo de sinalização está controlado, o crescimento e a proliferação ocorrem. Quando sai de controle, as células crescem rapidamente e têm a forma e função mudadas, causando o câncer. Esse processo é chamado de *desregulação das células*.

Atualmente, os pesquisadores estão trabalhando na identificação dos genes que interrompem a desregulação do tecido da mama. Esse processo envolve identificar os genes defeituosos que fazem a célula funcionar mal e visar o processo de sinalização, em uma direção ou outra, com medicamentos.

NESTE CAPÍTULO

» **Entendendo os benefícios da reconstrução de mama**

» **Analisando os vários tipos de reconstrução de mama e mais**

Capítulo **12**

Reconstrução de Mama

Muitas mulheres podem decidir fazer uma reconstrução de mama quando têm câncer ou mais tarde, mas a cirurgia não é indicada para todas. *A reconstrução de mama* é uma cirurgia para formar uma nova mama após a remoção de toda ou de parte da mama. O objetivo da reconstrução é fazer uma mama de tamanho e forma semelhantes à mama natural. Elas não serão idênticas. Entretanto, podem ficar quase idênticas se você tiver as duas mamas removidas devido ao elevado risco de desenvolver a doença.

As mulheres podem escolher a reconstrução de mama pelos seguintes motivos:

» Para recuperar a forma de sua mama natural.

» Para garantir uma aparência simétrica ao usar um sutiã ou um top justo.

» Para evitar usar uma prótese mamária (ou um molde de mama) dentro do sutiã.

» Para sentir-se bem consigo mesma e gostar de sua aparência.

CUIDADO

A reconstrução de mama deixa cicatrizes, que costumam desvanecer com o tempo. Os cirurgiões plásticos estão usando técnicas mais novas para reduzir as cicatrizes e para suavizá-las.

Quando Fazer a Reconstrução de Mama?

A reconstrução de mama pode ser feita ao mesmo tempo que a cirurgia de câncer de mama (chamada de reconstrução *imediata*). Ela também pode ser feita em um processo de dois estágios, no qual um expansor de tecidos (um substituto temporário) é colocado quando da cirurgia de câncer. Para a reconstrução final, usa-se um implante sintético ou tecido de outra parte do corpo para completar o procedimento em data posterior. Você também pode fazer a reconstrução de mama após a cirurgia de câncer, chamada de cirurgia *tardia*.

O cirurgião plástico de mama considera o seguinte antes de recomendar a cirurgia de reconstrução de mama:

» Tipo e estádio do câncer.

» Tratamentos adicionais que você pode precisar para o câncer.

» A forma de seu corpo.

» Seu emocional.

» Seu estilo de vida e preferências pessoais.

Reconstrução de mama imediata

Uma reconstrução imediata normalmente é recomendada quando você não tem câncer de mama, e ela lhe confere uma nova mama de imediato. Por exemplo, quando mulheres têm lesões pré-cancerosas removidas ou quando têm mutação positiva BRCA e ainda não desenvolveram câncer têm a mama removida (chamada *mastectomia profilática*), elas podem fazer a cirurgia de reconstrução imediata. Mesmo que a mama não seja idêntica à que foi removida, a maioria das mulheres acha que a reconstrução imediata as ajuda a lidar melhor com a perda da mama.

Se você tiver câncer de mama, fará a reconstrução tardia, porque isso lhe dará tempo para a patologia cirúrgica final determinar se há *margens livres* (isto é, não podem ser vistas células cancerosas na borda externa do tecido removido). Se forem encontradas margens positivas, ou células cancerosas forem vistas na borda externa do tecido, então pode ser indicada uma nova cirurgia para remover as células doentes. Nesse caso, fazer a reconstrução imediata pode interferir na cirurgia.

Vantagens

- Você estará com a mama recém-reconstruída quando acordar da lumpectomia ou da mastectomia. A reconstrução de mama imediata também exerce um efeito psicológico benéfico, já que a paciente não passa um período "sem mamas".
- Você será submetida a menos cirurgias e anestesias.
- As mamas reconstruídas podem ficar mais naturais porque o cirurgião plástico pode usar o excesso de pele que já está lá, produzindo um resultado estético melhor.
- Você terá menos cicatrizes na mama reconstruída em si.
- Você terá menos despesas médicas.

Desvantagens

- Talvez você não tenha o tempo necessário para decidir sobre o tipo de cirurgia de reconstrução de mama que quer.
- Se você fizer radioterapia após a cirurgia, ela pode prejudicar a mama reconstruída.
- Dificuldade em detectar problemas de pele causados pela mastectomia.
- O médico pode aconselhar a não fazer uma reconstrução com implante se fizer radioterapia depois. Entretanto, você pode usar um implante temporário durante o período de radiação e realizar outra cirurgia de reconstrução de mama após a radiação ser concluída.
- Você ficará mais tempo hospitalizada e em recuperação do que se fizer apenas a mastectomia.
- Complicações com a cirurgia de reconstrução de mama podem retardar a quimioterapia de que você precisa. A quimioterapia impede uma cicatrização rápida, e se você tiver problemas com a cicatrização após a reconstrução de mama, não poderá iniciar a quimioterapia até que os problemas sejam resolvidos. Se fizer quimioterapia nesse momento, as lesões podem não cicatrizar e você poderá ter uma infecção grave.

As pesquisas mostram que a quimioterapia gera mais benefício quando aplicada até seis semanas após a cirurgia de câncer de mama. E se a cirurgia de reconstrução de mama retardar a cicatrização, a quimioterapia poderá ser adiada para além desse período.

A reconstrução de mama imediata requer coordenação perfeita entre os horários de sala de operação do cirurgião de mama e do cirurgião plástico, porque ambos deverão estar na sala ao mesmo tempo, junto com os outros membros da equipe, para garantir o sucesso do procedimento.

DICA

A reconstrução de mama imediata é uma boa opção nos seguintes casos:

- » Tumor pequeno (menor que 2cm).
- » Pouca chance de precisar de radioterapia após a cirurgia.
- » Diagnóstico de câncer não invasivo ou pré-câncer (como ADH ou CDIS).
- » Linfonodos axilares sem câncer.
- » Margens livres da cirurgia.
- » Condições de saúde para receber anestesia geral.
- » Mastectomia profilática (preventiva) devido a mutação genética (como BRCA 1 ou 2).

Reconstrução de mama tardia

Algumas mulheres preferem superar a mastectomia e o tratamento do câncer de mama primeiro e pensar na reconstrução depois. A reconstrução tardia normalmente é feita depois da cicatrização do local da mastectomia. A cicatrização pode levar seis meses ou até vários anos após a mastectomia.

Vantagens

- » Você terá mais tempo para analisar todos os tipos de opções de reconstrução e discuti-las com seu cirurgião plástico.
- » Se precisar de tratamento adicional após a mastectomia (como radioterapia), ele não causará problemas no local da reconstrução.
- » Você marcará a cirurgia como e quando quiser.

Desvantagens

- Após a mastectomia, você passará um tempo sem tecido mamário, mas poderá usar um sutiã com enchimento.
- Você ficará com uma cicatriz da mastectomia na parede torácica, que é uma cicatriz maior do que a da reconstrução imediata.
- A reconstrução tardia exige uma nova cirurgia e novo período de recuperação.
- Às vezes, é difícil reconstruir a mama depois da cicatrização.

DICA

A reconstrução tardia pode ser uma boa opção nos seguintes casos:

- Tumor grande de mama (acima de 2cm).
- Livre de tumor do câncer de mama (todo câncer foi removido com sucesso na primeira cirurgia) e concluiu a quimioterapia/radioterapia.
- Condições de saúde adequadas para receber anestesia geral.
- Radioterapia terminada há pelo menos seis meses antes da cirurgia.

Removendo as duas mamas

Às vezes, a opção de remover as duas mamas é baseada na doença e, às vezes, na doença e na ansiedade da paciente. As diretrizes recomendam que se você ainda tem câncer de mama, pode fazer uma lumpectomia com radiação ou uma mastectomia. No entanto, algumas mulheres ainda decidem remover as duas mamas para reduzir o risco de ter um novo câncer. As opções de reconstrução de mama para o lado não afetado pelo câncer são as mesmas que para o lado com câncer. Aqui estão algumas razões possíveis para remover a outra mama saudável:

- Portadores de mutação genética de câncer de mama (BRCA1, BRCA2 e assim por diante).
- Forte histórico familiar de câncer de mama.
- O câncer original não foi encontrado na mamografia ou em outros exames.
- Opção pessoal da mulher após considerar o risco de câncer de mama.

Vantagens

- Facilidade em fazer as duas mamas com a mesma aparência e simetria.
- Apenas uma cirurgia e uma internação no hospital.
- Menor chance de desenvolver o câncer de mama.
- Não há necessidade de futuras mamografias (se todo tecido das duas mamas for removido).

Desvantagens

- Se forem usados retalhos abdominais, somente metade do tecido abdominal poderá ser usado para cada mama (o que limita o tamanho das mamas reconstruídas). Implantes, expansores de tecido ou tecido das costas poderá ser necessário para deixar as mamas no tamanho desejado.
- Cirurgia demorada comparada à reconstrução de uma mama.
- Maior risco de complicações.

Métodos de Reconstrução de Mama

Aqui estão três métodos de reconstrução de mama:

- **Reconstrução de mama com implante:** Consiste em remover toda a mama e pele e usar um implante sob a pele restante.
- **Reconstrução de mama autóloga:** Essa reconstrução usa seu próprio tecido. Isso significa remover toda a mama, deixando a maior parte da pele e usando tecido de outra parte do corpo para reconstruir a mama.
- **Combinação:** Essa reconstrução usa seu próprio tecido combinado com um implante — uma combinação dos dois métodos anteriores. Isso pode ser feito quando não há tecido suficiente da paciente para conseguir o tamanho de mama desejado. Muitas vezes, pacientes magras com pouca gordura corporal não têm tecido suficiente para criar retalhos inteiros para a mama.

Reconstrução de mama com implante

A reconstrução de mama com implante é popular porque muitas vezes é usada para aumentar o tamanho natural da mama quando não há doença e, ao mesmo tempo, não precisa usar tecido de outra parte do corpo. Há dois tipos de implantes: de solução salina ou de silicone. Os dois tipos são fabricados em vários tamanhos, formas e contornos.

LEMBRE-SE

Os implantes salinos e de silicone são seguros e eficazes.

A reconstrução de mama com implante pode ser feita em um processo com um ou dois estágios.

Processo de dois estágios

No processo de dois estágios, a forma da mama é inicialmente criada colocando um expansor de tecido sob a pele e músculos do tórax. Um *expansor de tecido* é um implante temporário, que pode ser preenchido com solução salina ao longo do tempo para ajudar a esticar a pele. Lembre-se de que o tecido mamário e a pele foram removidos pela mastectomia. O expansor de tecido é inflado gradativamente, durante semanas, com injeções de solução salina para esticar a pele e os músculos torácicos restantes antes de inserir o implante permanente. O processo de expansão pode levar de seis a oito visitas durante várias semanas. Então, é realizada a cirurgia para trocar o expansor de tecido pelo implante permanente após 12–24 semanas. A mama reconstruída é modelada em seu formato final.

DICA

Além dessa cirurgia, se você quiser, o cirurgião plástico pode reduzir ou erguer a mama oposta ao mesmo tempo para um efeito simétrico. Não deixe de discutir o assunto com o cirurgião antes da operação.

Processo de estágio único

No processo de estágio único, o tecido e a pele da mama são removidos pela mastectomia e o cirurgião plástico coloca um implante ajustável sob a pele e os músculos — de modo semelhante ao expansor de tecido — e preenche o dispositivo ao longo do tempo com solução salina. O implante ajustável é criado para ser permanente.

Quando o volume ideal é atingido, o cirurgião plástico pode remover o tubo de enchimento e fechar a válvula interna, deixando o dispositivo como um implante permanente. O procedimento pode ser feito em uma clínica.

Na reconstrução de estágio único, o implante de mama muitas vezes é colocado sob o músculo do peito e fixado no local com um material chamado *matriz dérmica acelular* (MDA). A MDA também é conhecida como Alloderm ou Allomax. A MDA é feita com pele humana de cadáveres doados, especialmente preparada para ser aceita por seu corpo. Não há relatos de infecções causadas pela MDA.

LEMBRE-SE

O cirurgião de mama a ajudará a determinar o melhor implante para a forma ou estrutura de seu corpo.

As vantagens são as seguintes:

- Apenas uma cirurgia, uma anestesia geral e um período de recuperação.
- Menos cicatrizes.
- Contorno e forma satisfatórios nas roupas.

As desvantagens são as seguintes:

- Necessidade de visitas frequentes ao consultório para expansão total do tecido.
- Procedimento em dois estágios com expansor de tecido seguido de troca por implante permanente.
- Dificuldade em formar saliência do mamilo com reconstrução por causa da pele mais fina.
- Dificuldade de conseguir forma semelhante à da mama natural.
- Necessidade de substituir implantes periodicamente, o que significa mais cirurgias.

Implantes de mama de solução salina versus de silicone

Implantes de mama de solução salina e de silicone têm um revestimento externo de silicone; a diferença está na solução em seu interior. Implantes de solução salina estão vazios quando são colocados durante a cirurgia, e são preenchidos depois com água salgada estéril. Eles são oferecidos a mulheres com, pelo menos, 18 anos para aumento de mama e em qualquer idade para reconstrução de mama.

Implantes de mama de silicone são preenchidos com silicone em gel — um fluido espesso e pegajoso que imita fielmente a sensação da gordura humana quando inserido durante a cirurgia. A maioria das mulheres sente que implantes de silicone se parecem mais com o tecido mamário natural. São oferecidos a mulheres com 22 anos ou mais para aumento de mama e em qualquer idade para reconstrução de mama.

Riscos dos implantes de mama

Aqui estão alguns riscos dos implantes de mama:

- Tecido cicatricial no interior da mama em volta do implante, que pode mudar a forma do implante (contratura capsular) — muito comum, mas geralmente leva anos (até uma década) para se desenvolver.
- Infecção.
- Dor na mama.
- Mudanças na sensibilidade da mama e mamilo, geralmente temporárias.
- Vazamento ou ruptura do implante.

A correção de qualquer uma dessas complicações pode exigir nova cirurgia para remoção ou substituição do implante.

Reconstrução de mama autóloga

Quando você usa o tecido de seu corpo para criar a mama, ele se chama tecido *autológo*. Este tipo de reconstrução de mama usa o tecido da paciente para criar a nova mama. Este método pode criar um resultado durável e de aparência natural em comparação à reconstrução com implante. A reconstrução completa da mama pode ser realizada em um processo de um estágio.

Neste método, o tecido abdominal é usado para reconstruir a mama pela transferência do tecido para o peito de duas maneiras diferentes:

- **Retalho Miocutâneo Transverso do Músculo Reto Abdominal (TRAM) Pediculado:** O músculo reto (o "abs" ou "tanquinho") é usado como *retalho* (tecido realocado no corpo) pois ele tem o próprio suprimento de sangue que atravessa a parede e a gordura abdominal inferior. O músculo, junto com a gordura e a pele, pode ser dissecado e realocado para a mama. É feito um túnel sob a pele entre o abdômen e a cavidade da mastectomia para realocar o retalho abdominal para o peito. O local doador abdominal é fechado usando suturas ou um material artificial resistente (tela) para aumentar a resistência do abdômen. Isso também lhe proporcionará uma "plástica" no abdômen, ou *abdominoplastia*, ao mesmo tempo que a reconstrução de mama.
- **Retalho da artéria perfurante epigástrica inferior profunda (DIEP) livre (completamente removido e religado microcirurgicamente):** Esse método é um avanço em relação ao retalho TRAM pediculado em que o músculo reto não é removido, mas somente a pele e a gordura são usadas para recriar a mama. Este procedimento requer conhecimento em microcirurgia porque o tecido abdominal inferior precisa ser completamente separado do corpo e transferido para o peito. A microcirurgia permite que a microcirculação seja restaurada para a pele e gordura transplantadas.

As vantagens da reconstrução de mama autóloga DIEP incluem o seguinte:

- Pouco ou nenhum músculo reto é afetado durante o processo e a força do músculo abdominal é preservada. Isso reduz o risco de hérnia no abdômen.
- O retalho abdominal é totalmente removido e religado aos vasos sanguíneos no peito, que proporcionam melhor fluxo sanguíneo à mama reconstruída.

As desvantagens incluem o seguinte:

- A microcirurgia tem uma taxa de insucesso de 1–3% no restabelecimento da conexão sanguínea com o tecido abdominal transferido para o peito. Se isso ocorrer, significa que a reconstrução falhou e o tecido transferido não pode ser armazenado ou salvo. Outro método de reconstrução pode ser considerado no futuro.
- Mulheres que têm um histórico de diabetes, distúrbios de coagulação, são fumantes ativas ou obesas correm maior risco para insucesso na microcirurgia.
- A cirurgia de reconstrução de mama por microcirurgia geralmente dura duas vezes mais que a técnica de retalho TRAM.

Embora os dois métodos provoquem cicatrizes semelhantes na mama e no abdômen, há algumas diferenças importantes entre elas.

Tecido autólogo com reconstrução com implante

Este tipo de reconstrução de mama usa um implante menor e tecido natural da paciente. Se o tecido do abdômen não puder ser usado para a reconstrução, então a disponibilidade de tecido de outras partes do corpo (das costas, por exemplo) pode ser limitado, e adicionar um implante pode melhorar a forma da mama. O tipo mais comum é o retalho latissimus dorsi (músculo grande dorsal).

Retalho latissimus dorsi

Este retalho é formado pelo músculo e pele removidos da parte superior das costas com fixação parcial e depois inserido em um túnel sob a pele das costas até o peito. Embora este método forneça grande parte da pele necessária, geralmente não há tecido suficiente para formar o seio. Muitas vezes, a pele e o músculo das costas serão esticados com um expansor de tecido ou implante. Depois, em um estágio posterior, o expansor de tecido é trocado por um implante permanente.

Geralmente, esse tipo de reconstrução de mama é realizado se você foi submetida a uma mastectomia em uma das mamas, seguida de radiação, se não atendeu aos critérios para um retalho TRAM ou DIEP ou se não tem excesso de tecido abdominal suficiente para formar a mama. O retalho latissimus dorsi não é recomendado se você realiza atividades cansativas e repetitivas com o braço acima da cabeça.

Cirurgia de simetrização de mama oposta (opcional)

Até o melhor cirurgião plástico ainda não é capaz de criar uma mama igual à natural; sempre haverá diferenças. Se você tem mamas grandes, talvez queira considerar uma redução da mama oposta para igualá-la à mama reconstruída. Se sua mama for pequena e flácida, talvez você precise levantar, aumentar ou pôr um implante para melhorar a forma e simetria. Todos os tipos de procedimentos de simetrização de mama deixam cicatrizes permanentes nos seios.

LEMBRE-SE

Se está considerando essa opção, o cirurgião plástico explicará em detalhes a técnica e o local em que as cicatrizes ficarão após o procedimento.

Reconstrução de mamilo-aréola (opcional)

É melhor que a reconstrução do mamilo ocorra de três a seis meses para permitir que a mama reconstruída se "acomode" ou que todo o inchaço desapareça. Se você fez radioterapia, é melhor esperar pelo menos seis meses após seu término antes de reconstruir o mamilo e a aréola. Esperar de três a seis meses permite ao cirurgião plástico colocar o mamilo e a aréola na posição adequada. Também dá tempo à pele de sarar depois da quimioterapia ou radiação, o que melhora sua capacidade de cicatrização. A reconstrução do mamilo-aréola é um procedimento ambulatorial com pouco desconforto.

As opções de reconstrução de mamilo-aréola são as seguintes:

- **Enxertos de pele:** Pode ser usado tecido da cicatriz abdominal do retalho DIEP/TRAM ou da dobra interna da coxa ou região genital (se você tiver tecido labial excessivo indesejável) para os enxertos do mamilo.
- **Partilhamento do mamilo:** Se você tiver um mamilo proeminente na sua mama natural, uma parte dele pode ser usado como enxerto para criar o novo mamilo.
- **Tatuagem do mamilo e aréola:** Muitas vezes, é feita uma tatuagem como procedimento final para combinar com a cor do mamilo e aréola natural, em ambulatório ou por um tatuador profissional em seu estúdio, vários meses após a reconstrução do mamilo-aréola. Os resultados são muito bons.

A reconstrução do mamilo-aréola também permite ao cirurgião plástico exercer suas habilidades, ou fazer quaisquer ajustes que não foram realizados na cirurgia inicial, fazer quaisquer revisões, como remover imperfeições ou excesso de pele na cicatriz da mastectomia debaixo do braço ou realizar uma lipoaspiração na axila.

NESTE CAPÍTULO

» Decidindo o tratamento e conhecendo as opções para o câncer de mama avançado e mais

Capítulo 13

Tratando o Câncer de Mama Avançado

O termo *câncer de mama avançado* assume significados diferentes, dependendo do médico que o emprega. Neste capítulo, quando usamos o termo *câncer de mama avançado*, estamos nos referindo ao câncer incurável, também conhecido como doença em estádio IV. Sempre que um câncer não tem cura, significa que tem maior probabilidade de crescer, se disseminar e, possivelmente, causar a morte. Fica a pergunta: Você morrerá hoje, no próximo ano, daqui a cinco ou dez anos — ou mais? O oncologista lhe dará uma estimativa de expectativa de vida com base no estádio da doença e nos órgãos envolvidos. A sobrevida depende muito da biologia do tumor (ER+ PR+ versus triplo negativo) e do estado de saúde. Mas você ainda tem controle (ou influência) sobre a doença, visto que sua sobrevida depende, em parte, do tratamento e de outros fatores, pessoais e importantes para você (incluindo fatores espirituais, emocionais, naturais e outros).

Câncer de mama avançado significa um câncer que se disseminou a outras partes do corpo, como fígado, cérebro ou ossos. Outro termo usado para descrever câncer de mama avançado é câncer de mama *metastático*, ou "incurável". Às vezes, um paciente é diagnosticado com câncer de mama no início, e outras, o diagnóstico vem quando o câncer de mama retorna (chamado de câncer de mama *recorrente*) após o tratamento inicial do câncer de mama.

LEMBRE-SE

Embora não haja cura para o câncer de mama avançado, o tratamento pode controlá-lo, aliviar seus sintomas, melhorar sua qualidade de vida e até prolongar sua vida por um tempo.

Normalmente, o câncer de mama se espalha para os seguintes locais (embora possa acabar se espalhando para qualquer lugar):

- Linfonodos.
- Pulmão.
- Fígado.
- Ossos.
- Cérebro.

Se você ou a pessoa que você ama for diagnosticado com câncer de mama avançado, é imprescindível que ouça e compreenda o que o médico diz sobre as opções de tratamento.

Decisões de Tratamento e Opções de Tratamento

Na maioria dos casos, o câncer de mama avançado pode ser tratado e os objetivos do tratamento devem ser claramente definidos pelo oncologista. Esses objetivos muitas vezes são aliviar sintomas (paliação), reduzir o tumor ou retardar seu crescimento e ajudá-la a viver mais.

Há pessoas que estão vivendo mais com câncer de mama avançado, em alguns casos, cinco, dez ou mais anos. O câncer de cada pessoa é único, e sua resposta ao tratamento pode ser diferente. A taxa de crescimento de seu câncer também pode ser diferente do mesmo tipo de câncer em outra pessoa.

LEMBRE-SE

À medida que o câncer cresce, ele pode causar sintomas que precisam de tratamento para ajudar a controlá-los. Esses sintomas quase sempre podem ser tratados, mesmo quando o câncer em si não responde mais ao tratamento.

Decisões de tratamento para o câncer de mama avançado

Tratamentos para câncer de mama avançado são semelhantes a tratamentos para câncer de mama em estádio inicial. Contudo, as diferenças estão no tipo de quimioterapia, terapia endócrina e biológica e em sua duração.

DICA

Pode ser difícil decidir sobre o tratamento quando se tem câncer de mama avançado. Embora os tratamentos com quimioterapia ou radioterapia aliviem sintomas e a façam se sentir melhor, eles também causam efeitos colaterais que podem fazer você se sentir mal, embora costumem ser temporários. Você tem que iniciar o tratamento "com a corda toda" para ter chance de sucesso de uma sobrevida mais longa.

Aqui estão quatro perguntas para fazer ao oncologista antes de decidir por um tratamento:

- » Como o tratamento me beneficiará? (Aliviar a dor e sintomas da doença versus vida mais longa, ou ambos?)
- » Como o tratamento pode afetar minha qualidade de vida?

- Quais são os efeitos colaterais do tratamento?
- Por quanto tempo vou precisar de tratamento?

O médico ou enfermeira oncológica pode conversar com você sobre os riscos e benefícios do tratamento, assim como sobre os efeitos colaterais. Talvez seja útil conversar com um amigo próximo, parente ou psicólogo sobre as opções de tratamento para ter uma visão objetiva em relação à sua decisão.

Opções de tratamento para o câncer de mama avançado

O oncologista pode considerar os seguintes fatores antes de recomendar um tratamento específico:

- O tamanho do tumor e sua localização.
- Os tipos de tratamentos já realizados por você.
- Se as células cancerosas têm receptores para tipos específicos de tratamentos com medicamentos.
- Suas condições gerais de saúde.
- Sua idade.
- Se entrou na menopausa.
- Se o câncer está crescendo devagar ou mais depressa (qual o grau de agressividade do câncer).
- Seu perfil genômico.

  O perfil genômico é um método de laboratório usado para conhecer os genes de uma pessoa e o modo como eles interagem entre si e com o ambiente. O perfil genômico pode ser usado para descobrir por que algumas pessoas contraem algumas doenças e outras não, ou por que as pessoas reagem de diferentes maneiras à mesma droga. Ele também pode ser usado para ajudar a desenvolver novos meios de diagnóstico, tratamento e prevenção de doenças como o câncer.

O câncer de mama avançado pode responder apenas a tipos específicos de tratamento, e seu oncologista pode iniciar o tratamento que dará os melhores resultados associados ao menor número possível de efeitos colaterais.

LEMBRE-SE

Muitas vezes, o tratamento pode manter o câncer de mama avançado sob controle durante vários meses, ou até anos.

Os principais tipos de tratamento para câncer de mama avançado são os seguintes:

- Terapia endócrina (hormonal).
- Quimioterapia.
- Radioterapia.
- Terapia biológica.
- Terapia combinada (incluindo quimioterapia, terapia endócrina e biológica em várias associações).

Terapia Endócrina ou Hormonal para Câncer de Mama Avançado

A terapia endócrina é geralmente chamada de *terapia hormonal* e é um tratamento comum para o câncer de mama avançado. Muitas vezes, ela pode reduzir o tamanho do tumor e controlar sua disseminação em qualquer parte do corpo. A terapia endócrina funciona bem se as células cancerosas tiverem proteínas específicas chamadas de *receptores hormonais*.

Nossos hormônios são produzidos naturalmente no corpo e controlam o crescimento e a atividade de células normais sadias. Antes de atingir a menopausa, os ovários produzem os hormônios estrógeno e progesterona e, após a menopausa, a gordura corporal produz estrógeno. Mais importante, esses hormônios estimulam o crescimento de algumas células de câncer de mama.

A terapia endócrina reduz os níveis de estrógeno e progesterona no corpo ou bloqueia seus efeitos no tecido. Ela só funciona se as células cancerosas tiverem receptores de estrógeno (ER) ou de progesterona (PR). Tipicamente, 70% dos cânceres de mama têm receptores de estrógeno (são ER+, significando estrógeno-positivo). O oncologista verificará se há receptores de estrógeno em suas células cancerosas na época do diagnóstico (não importando o estádio da doença).

A terapia endócrina gera resultados melhores em cânceres de mama de crescimento lento que afetam ossos e pele.

Você pode realizar a terapia endócrina quando o câncer de mama avançado for diagnosticado, ou depois de tratamento com quimioterapia.

Aqui estão os medicamentos usados mais comumente na terapia endócrina para câncer de mama avançado:

- Anastrozol (Arimidex).
- Exemestano (Aromasin).
- Fulvestrant (Faslodex).
- Gosserrelina (Zoladex).
- Letrozol (Femara).
- Acetato de medroxiprogesterona (Provera).
- Acetato de megestrol (Megace).
- Tamoxifeno.

Quimioterapia para Câncer de Mama Avançado

O oncologista pode sugerir quimioterapia se o câncer não tiver receptores de hormônio ou se espalhou para o fígado ou pulmões.

A meta da quimioterapia para câncer de mama avançado é aliviar os sintomas, controlar o câncer e melhorar a qualidade de vida por um tempo. A quimioterapia não cura o câncer de mama.

Em muitas situações, as drogas quimioterápicas para câncer de mama avançado são as mesmas usadas para câncer de mama em estádio inicial. O oncologista pode considerar os seguintes fatores antes de recomendar um tipo específico de tratamento:

- » Quais drogas quimioterápicas você recebeu.
- » Como o câncer respondeu a elas.
- » Quais efeitos colaterais você experimentou com a quimioterapia.
- » Seu estado geral de saúde e bem-estar.

Drogas quimioterápicas que os médicos costumam usar para câncer de mama avançado incluem as seguintes:

- » Docetaxel (Taxotere).
- » Vinorelbina (Navelbine).
- » Capecitabina (Xeloda).
- » Gemcitabina (Gemzar).
- » Paclitaxel (Taxol).
- » Um tipo de paclitaxel chamado Abraxane.

» Epirrubicina (Farmorubicina).

» Mesilato de eribulina (Halaven).

O oncologista pode recomendar uma droga ou uma combinação de drogas para maior alívio dos sintomas ou controle da doença. Por exemplo, gemcitabina e paclitaxel, ou capecitabina e docetaxel.

A quimioterapia geralmente é administrada diretamente na corrente sanguínea, por meio de uma sonda intravenosa (IV), enquanto outras drogas quimioterápicas são administradas em comprimidos ou cápsulas deglutíveis. O tratamento quimioterápico é administrado em ciclos, como a cada três semanas, e o paciente é reavaliado a cada três meses a fim de determinar a resposta ao tratamento.

DICA

Converse com seu oncologista sobre o plano de tratamento, os efeitos colaterais e a duração do tratamento, e sobre quando deve contatá-lo a respeito de sintomas ou efeitos colaterais.

Terapias Biológicas para Câncer de Mama Avançado

Terapias biológicas são drogas que mudam o modo como as células atuam e ajudam o corpo a controlar o crescimento do câncer. As terapias biológicas foram criadas devido à falha do sistema imunológico em destruir células defeituosas ou danificadas. Algumas substâncias biológicas procuram e destroem células cancerosas, enquanto outras ajudam o sistema imunológico ou o corpo a atacar o câncer.

O sistema imunológico trabalha para nos proteger contra doenças, incluindo o câncer. Normalmente, ele captura as células defeituosas e as destrói, mas, às vezes, o sistema não as encontra e o câncer se desenvolve. Os cientistas estão procurando meios de acionar o sistema imunológico para que ele atinja essas células cancerosas.

A terapia biológica para o câncer de mama avançado pode ser administrada das seguintes formas:

- » Uma sonda intravenosa (IV) no braço.
- » Uma injeção subcutânea.
- » Um comprimido.

O papel dos receptores HER2 no câncer de mama avançado

Dois indivíduos podem ter câncer de mama, mas o tipo de câncer é diferente por causa da presença ou ausência de biomarcadores ou proteínas na célula cancerosa.

Biomarcadores podem ser proteínas ou receptores. São substâncias mensuráveis no corpo encontradas na superfície das células cancerosas, nos tecidos do corpo e em fluidos corporais, como o sangue. O *receptor do fator de crescimento epidérmico humano* — 2 (HER2) é um receptor de proteína que faz as células crescerem e se dividirem. Alguns cânceres têm grandes quantidades de proteína HER2 e são chamados de cânceres HER2-positivos, ou HER2+.

Cerca de 15–18% de cânceres recém-diagnosticados tem abundância (ou superexpressão) de receptores HER2, o que faz as células cancerosas se dividirem mais depressa e viverem mais tempo. Se você tem câncer de mama HER2+, significa que o câncer é mais agressivo e que pode crescer mais depressa e se disseminar rapidamente para outras partes do corpo. Quando o câncer de mama HER2+se espalha para outras partes ou provoca *metástase*, o câncer é avançado.

Trastuzumabe (Herceptin)

Trastuzumabe é comercializado com o nome de Herceptin e é um anticorpo monoclonal. Um *anticorpo monoclonal* se liga às proteínas na superfície ou no interior das células de câncer de mama. O

Herceptin visa e bloqueia a proteína HER2 que estimula o crescimento e multiplicação das células cancerosas. Você só pode receber tratamento com o trastuzumabe se suas células de câncer de mama produzirem a proteína em excesso.

Aproximadamente 30% das pessoas com câncer de mama avançado têm câncer HER2+. O resultado da patologia da biópsia de mama mostrará se seu câncer é do tipo HER2+.

O trastuzumabe pode ser administrado com sonda intravenosa (IV) na corrente sanguínea ou como injeção debaixo da pele (subcutânea). Geralmente, é administrado a cada três semanas durante 12 meses.

O trastuzumabe pode ser administrado das seguintes formas:

- » Sozinho.
- » Com quimioterapia, como paclitaxel.
- » Com terapia hormonal ou endócrina.
- » Com quimioterapia e outra terapia biológica (por exemplo, pertuzumabe).
- » Com outras drogas como parte de um ensaio clínico.

Os efeitos colaterais comuns do trastuzumabe incluem os seguintes:

- » Desarranjo intestinal ou diarreia.
- » Irritação ou vermelhidão no local da injeção (IV).
- » Sintomas de gripe (congestão nasal, dor nos seios da face, dor de garganta, espirros).
- » Dor de estômago.
- » Dor abdominal.

- Dores de cabeça.
- Dor nas articulações ou músculos.
- Dor nas costas.
- Náusea/vômitos.
- Alteração de paladar.
- Feridas na boca.
- Perda de apetite.
- Insônia ou problemas para dormir.
- Fadiga ou cansaço.
- Perda de peso.
- Exantemas.

Pertuzumabe (Perjeta)

O pertuzumabe também visa a proteína HER2, mas bloqueia uma parte diferente da proteína em relação ao trastuzumabe.

O pertuzumabe é vendido com o nome comercial Perjeta e é um anticorpo monoclonal. Ele atua ligando-se ao HER2 nas células cancerosas para impedir seu crescimento e, por fim, para destruí-las. O pertuzumabe só funciona se seu câncer for HER2+.

O pertuzumabe pode ser administrado por sonda intravenosa (IV) na corrente sanguínea. Seu primeiro tratamento durará mais de 60 minutos, enquanto sua equipe o acompanha para o caso de quaisquer efeitos colaterais surgirem. Tratamentos posteriores levarão de 30 a 60 minutos. Você receberá pertuzumabe a cada três semanas.

Você pode receber a infusão por um tubo fino e curto (uma *cânula*) que entra na veia do braço, ou por uma linha central, uma linha CCIP (cateter central de inserção periférica) ou um *port-a-cath* — longos tubos plásticos que levam a droga para uma veia de grande calibre no peito. O tubo fica no local durante todo o tratamento.

A maioria das pessoas pode experimentar um ou mais dos seguintes efeitos colaterais:

- » Falta de ar e palidez.
- » Surgimento fácil de hematomas.
- » Constipação.
- » Diarreia.
- » Mal-estar.
- » Queda de cabelo.
- » Maior risco de ter uma infecção.
- » Perda de apetite.
- » Náusea.
- » Dor.
- » Alterações na pele.
- » Feridas na boca.
- » Cansaço e fraqueza.

LEMBRE-SE

Conte ao médico ou enfermeira se tiver qualquer efeito colateral, para que eles a ajudem a controlá-lo. A enfermeira lhe dará um telefone de contato para ligar se tiver perguntas ou problemas. Em caso de dúvida, ligue para eles.

Denosumabe (Prolia, Xgeva)

Denosumabe é outro tipo de anticorpo monoclonal. Quando o câncer se espalha para os ossos, pode enfraquecê-los e deixá-los doloridos.

Em ossos sadios, células especializadas se dividem constantemente e substituem tecidos velhos. Esse processo é chamado de *remodelamento ósseo* e é muito bem controlado. Há dois tipos dessas células especializadas:

- » Osteoclastos reabsorvem ossos velhos.
- » Osteoblastos formam ossos novos.

Há um equilíbrio estreito entre as taxas de reabsorção e o crescimento ósseo, que mantém os ossos fortes e sadios. O denosumabe atua visando atingir uma proteína chamada RANKL, que controla a atividade dos osteoclastos. Ele impede as células ósseas de serem absorvidas e fortalece os ossos. O denosumabe pode fortalecer os ossos e reduzir o risco de fraturas e ajudar a controlar a dor.

O denosumabe é administrado na forma de injeção debaixo da pele (subcutânea). A frequência com que se recebe a droga depende da marca. O Xvega é administrado uma vez a cada quatro semanas. O Prolia, a cada seis meses.

Efeitos colaterais comuns do denosumabe são os seguintes:

- » Náusea.
- » Fadiga.
- » Fraqueza muscular.
- » Níveis baixos de fósforo no sangue (hipofosfatemia).

Efeitos colaterais menos comuns do denosumabe são os seguintes:

- » Falta de ar.
- » Tosse.

» Dores de cabeça.

» Eczema (problema de pele que pode incluir vermelhidão, prurido, secura, inchaço, bolhas ou sangramento).

» Dor nas costas.

» Dor nas articulações.

» Dor nos membros.

» Erupções na pele.

Everolimo (Afinitor)

O everolimo é comercializado com o nome de Afinitor. É uma terapia biológica que é usada para alguns tipos de câncer, incluindo o câncer de mama avançado. O everolimo é administrado se você estiver no período pós-menopausa, e em combinação com o medicamento de terapia endócrina exemestano.

O everolimo é um inibidor de transdução de sinal que interrompe alguns sinais no interior das células que as fazem crescer e se dividir. O everolimo impede uma proteína específica chamada mTOR de trabalhar normalmente e impede a célula cancerosa de crescer ou retarda seu crescimento.

O everolimo é administrado em forma de comprimido uma vez por dia. Tome o medicamento sempre na mesma hora todos os dias, com pelo menos um copo de água. Você pode tomá-lo durante uma refeição ou não, mas deve ser sempre do mesmo jeito — com comida ou sem comida. Se você se esquecer de tomar uma dose, não tome uma dose extra. Tome o próximo comprimido no horário habitual. Geralmente, o everolimo é tomado todos os dias enquanto funcionar.

Efeitos colaterais comuns do everolimo são os seguintes:

- » Anemia (baixa contagem de glóbulos vermelhos).
- » Feridas na boca.
- » Infecção.
- » Fraqueza/fadiga.
- » Tosse.
- » Aumento de creatinina.
- » Diarreia.
- » Nível de colesterol elevado.
- » Nível de triglicérides elevado.

Os efeitos colaterais menos comuns são os seguintes:

- » Náusea/vômitos.
- » Falta de ar.
- » Problemas pulmonares.
- » Falta de apetite.
- » Elevação de enzimas hepáticas.
- » Inchaço ou edema generalizado.
- » Febre.
- » Sangramento nasal.
- » Fadiga.
- » Baixa contagem de glóbulos sanguíneos (glóbulos brancos e plaquetas; os glóbulos brancos são parte do sistema imunológico e responsáveis por combater infecções).

» Prurido.
» Pele seca.

Outras questões do tratamento biológico

Você realiza exames de sangue antes e durante o tratamento. A equipe verifica os níveis de suas células sanguíneas e de outras substâncias do sangue. Ela também verifica o funcionamento do fígado e dos rins.

Imunizações

Não se imunize com vacinas vivas (rubéola, caxumba, febre amarela, ou vacina Zostavax, ou contra herpes zoster) enquanto estiver se tratando e por pelo menos seis meses depois do tratamento.

Você pode fazer o seguinte:

» Tome outras vacinas, mas elas talvez não ofereçam a mesma proteção.
» Tome a vacina contra gripe.
» Entre em contato com pessoas que tomaram vacinas vivas injetáveis.

Você deve fazer o seguinte:

» Evite contato com pessoas que tomaram vacinas vivas via oral. Isso inclui a vacina contra rotavírus dada aos bebês. O vírus fica na urina do bebê por até duas semanas e pode fazer você adoecer. Assim, evite trocar fraldas durante duas semanas após a vacinação.
» Evite qualquer pessoa que tenha tomado vacina contra poliomielite e febre tifoide recentemente.

Gravidez e contracepção

Não engravide nem gere um filho (homens) enquanto estiver em tratamento quimioterápico com essas drogas e por, pelo menos, seis meses depois do término. Essa droga prejudica o bebê. O médico pode aconselhá-la a não tomar anticoncepcionais, porque os hormônios presentes na pílula podem afetar o seu câncer de mama. Fale com o médico ou enfermeira sobre métodos anticoncepcionais eficientes antes de começar o tratamento.

Não se sabe se os medicamentos quimioterápicos passam pelas secreções vaginais ou pelo sêmen. Assim sendo, por precaução, o médico pode aconselhá-la a usar um método de barreira (como preservativos masculinos ou femininos) durante o sexo vaginal, anal ou oral. Geralmente, os médicos indicam um método de barreira apenas para o período de tratamento e por cerca de uma semana após o término.

Conselhos como esse são preocupantes, mas não significam que você deve evitar intimidade com seu parceiro. Você ainda pode ter contato íntimo com o parceiro e continuar a usufruir do sexo.

Tratamento para outros problemas

Sempre informe médicos, enfermeiras ou dentistas de que você está fazendo terapia biológica se precisar de tratamento para alguma coisa, incluindo problemas dentários.

Coágulos sanguíneos

Você corre maior risco de desenvolver um coágulo sanguíneo durante o tratamento. Tome muito líquido e movimente-se bastante para evitar a formação de coágulos.

Amamentação

Não amamente durante o tratamento, pois a droga poderá passar para o leite.

Outros remédios, alimentos e bebidas

CUIDADO

Drogas para tratar o câncer podem interagir com outros medicamentos e fitoterápicos. Informe ao médico ou farmacêutico sobre qualquer remédio que esteja tomando. Isso inclui vitaminas, suplementos fitoterápicos e certos remédios de venda livre. Aqui estão alguns suplementos e fitoterápicos a serem evitados durante o tratamento quimioterápico:

- **Acidófilos:** Podem causar infecções ou outros problemas se tomados durante a quimioterapia.
- **Astrágalo:** Pode interferir em certos imunossupressores.
- **Coenzima Q10, selênio, vitaminas A, C e E:** As propriedades antioxidantes podem interferir na eficácia da quimioterapia, porque ajudam a evitar danos às células e podem impedir a atuação adequada da quimioterapia.
- **Equinácea.**
- **Óleo de peixe:** Pode aumentar sangramentos.
- **Gengibre:** Pode aumentar sangramentos.
- **Chá-verde:** Pode reduzir os benefícios de certas drogas anticâncer.
- **Alcaçuz:** Pode afetar níveis de estrógeno.
- **Cardo de leite:** Pode afetar níveis de estrógeno, o que pode representar um problema para o câncer de mama ou de ovário.
- **Cogumelo reishi:** Pode interferir em certas drogas ou na quimioterapia.
- **Erva-de-são-joão:** Pode aumentar sangramentos.
- **Açafrão-da-terra:** Pode reduzir a eficácia da quimioterapia — ou aumentar seus efeitos com resultados tóxicos.

Radioterapia para o Câncer de Mama Avançado

A radioterapia pode diminuir os tumores cancerosos da mama, aliviar sintomas e ajudar na sensação de conforto (veja muitas outras informações sobre radioterapia no Capítulo 9). Você pode fazer radioterapia para diferentes áreas do corpo ao mesmo tempo.

A radioterapia pode tratar o câncer de mama que se espalhou para as seguintes áreas:

- » Uma ou mais áreas do osso.
- » A pele.
- » Os linfonodos.
- » Partes do cérebro.

Radiação na forma de injeção

Se seu câncer pode se espalhar para várias áreas dos ossos, você pode receber estrôncio 89 (nome comercial, Metastron). Este tipo de radiação ajudará a controlar a dor.

O estrôncio 89 é administrado na forma injetável na veia. Ele circula pelo corpo e é assimilado pelas células cancerosas nos ossos. A quantidade de radiação na injeção é pequena e não causa danos a outras partes do corpo. Mas ela pode destruir as células cancerosas.

Efeitos colaterais da radiação para o câncer de mama avançado

Os efeitos colaterais normalmente começam alguns dias depois do início da radiação e pioram à medida que o tratamento avança, podendo continuar a piorar depois do término do tratamento.

Contudo, geralmente começam a melhorar depois de uma ou duas semanas. As pessoas são diferentes e podem ou não sentir certos efeitos colaterais.

Os efeitos colaterais podem ser os seguintes:

- » Cansaço e fraqueza.
- » Enjoo e sensação de mal-estar.
- » Vermelhidão ou escurecimento da pele.
- » Queda de cabelo na área tratada.

Informe ao oncologista ou enfermeira sobre quais sintomas da radiação você sente e quanto tempo duram, para que possam ser controlados com medicamentos.

4

Lidando com o Câncer de Mama e a Rotina Diária

NESTA PARTE...

Informe-se sobre as preocupações psicossociais referentes ao diagnóstico do câncer de mama.

Busque ajuda para lidar com o estresse que muitas vezes acompanha o diagnóstico e o tratamento.

Descubra como lidar melhor com as mudanças que ocorrem após o tratamento.

Confira as dicas para manter a sexualidade e a fertilidade apesar do câncer de mama.

Faça mudanças saudáveis para aumentar o bem-estar.

NESTE CAPÍTULO

» **Discutindo a realidade de viver como sobrevivente de câncer de mama**

» **Descrevendo o medo da recorrência do câncer e a preocupação que ocorre depois do tratamento e mais**

Capítulo **14**

Preocupações Psicossociais e Diagnóstico

Embora o câncer de mama seja um dos mais comuns entre as mulheres, é altamente tratável, e até curável, se diagnosticado nos estádios iniciais (estádio I ou II). Hoje, há mais de 3,1 milhões de sobreviventes do câncer de mama nos Estados Unidos. Entre eles, estão mulheres ainda sendo tratadas e as que completaram o tratamento. Como já mencionamos algumas vezes, o câncer de mama é frequentemente tratável, e até curável. O câncer de mama *não* é uma sentença de morte. As pesquisas médicas, a tecnologia e as opções de tratamento atuais são muito melhores do que há 20 anos.

LEMBRE-SE

Após o tratamento e a recuperação, muitas sobreviventes de câncer de mama levam uma vida plena, produtiva, significativa e saudável. Entretanto, algumas sobreviventes sentem dificuldades em suas vidas após o câncer. Há vários recursos voltados para proporcionar apoio para sobreviventes do câncer de mama.

Algumas sobreviventes de câncer de mama e seus entes queridos ou apoiadores próximos correm o rico de sofrer várias angústias relacionadas à saúde — incluindo depressão, tristeza, ansiedade/pânico, medo, preocupação ou raiva — como resultado do diagnóstico do câncer de mama e efeitos do tratamento. Geralmente se espera a angústia no estágio imediato ao diagnóstico e tratamento. Entretanto, alguns efeitos colaterais negativos e desafios emocionais podem perdurar por muito tempo após o término do tratamento. Sua individualidade e identidade, e partes de sua vida, como trabalho, família, atividades sociais, relacionamentos e intimidade, podem ser afetadas.

Medo, Preocupação e Seu Preço Físico e Emocional

A saúde psicológica é importante para as sobreviventes de câncer e é definida pela presença ou ausência de angústia e preocupação, assim como pela presença ou ausência de crescimento emocional positivo e bem-estar físico. A sua saúde psicológica é determinada pelo equilíbrio da preocupação/angústia e o apoio e recursos disponíveis para lidar com o estresse ou a carga.

O impacto físico do câncer de mama e seu tratamento variam de acordo com sua extensão, os tratamentos, a sobrevivente e sua situação social e de vida. O estádio em que o câncer é diagnosticado geralmente determina que tipo de tratamentos você receberá e a duração. Algumas mudanças físicas iniciais comuns encontradas em todos os tratamentos incluem cansaço/fadiga, dor, problemas vaginais, ganho de peso e sintomas de menopausa. Esses problemas físicos são mais comuns entre mulheres que recebem quimioterapia e terapias hormonais. Entretanto, esses tratamentos mais intensos que atingem o corpo como um todo podem salvar vidas. Os desconfortos físicos, somados à angústia de se adaptar ao câncer, podem exercer um efeito negativo no bem-estar emocional, social e espiritual de uma mulher. Pesquisas mostram que mulheres de descendência latina e africana relatam maiores desafios físicos e funcionais (trabalho e vida diária). Contudo, a maioria desses sintomas diminui com o tempo e muitas vezes desaparece em dois anos, especialmente se a sobrevivente receber um bom atendimento médico de acompanhamento e apoio.

Para algumas sobreviventes, os desafios físicos resultantes do tratamento do câncer também vêm acompanhados de angústia emocional. Você pode experimentar depressão — sentir muita tristeza e uma profunda sensação de perda.

A preocupação de os filhos correrem maior risco de desenvolver o câncer, a recorrência da doença e até o medo da morte são comuns. Como resultado, depressão e ansiedade são comuns entre as sobreviventes.

Quase todos que tiveram câncer se preocupam com a possibilidade de ele voltar. Quase toda dor, incômodo, erupção ou nódulo assusta, mas, à medida que o tempo passa, você se acostuma a sua "nova normalidade", que pode incluir sintomas que ocorrem porque você fez tratamento para o câncer de mama. Você passará por acontecimentos estressantes frequentes, como os dias que antecedem a primeira mamografia após o tratamento, ou exames de laboratório, principalmente se você acaba de saber que algum conhecido teve recorrência do câncer de mama ou até morreu. O câncer pode criar sentimentos de ansiedade e preocupação constantes entre algumas sobreviventes. Além disso, a *ansiedade da tomo* muitas vezes se manifesta enquanto se espera pelos resultados de IRMs, PETs (tomografias por emissão de pósitrons) ou CTs (tomografias computadorizadas), ou mesmo exames laboratoriais.

O medo da recorrência do câncer está associado a:

- Má qualidade de vida e angústia maior.
- Falta de planejamento para o futuro.
- Falta ou excesso de acompanhamento.
- Maior utilização de cuidados médicos.
- Efeito no humor e nos relacionamentos.

Depressão e ansiedade são duas formas naturais, apesar de prejudiciais, de o corpo responder ao estresse extremo, e isso inclui lidar com o câncer. Pesquisas realizadas para analisar o impacto do câncer na qualidade de vida e os resultados do câncer entre sobreviventes revelaram que latinas e coreanas apresentaram as piores condições de bem-estar emocional e psicossocial. Para a maioria dos sobreviventes, a depressão e a ansiedade diminuirão gradativamente com o tempo. Contudo, para alguns sobreviventes, a depressão é uma emoção perturbadora que continua e causa o seguinte:

- Desejo de largar tudo.
- Dificuldade em apreciar as coisas.
- Perturbação nos padrões de sono.
- Fadiga.
- Sensação de desânimo em relação ao futuro.
- Irritabilidade.
- Sintomas físicos (como dor).
- Choro incontrolável.

A ansiedade é outra emoção incômoda, que se continuar, provoca o seguinte:

- » Facilidade de distração.
- » Depressão.
- » Tonturas, sonolência e cansaço.
- » Irritação e impaciência.
- » Palpitações, batimentos cardíacos acelerados.
- » Dores musculares.
- » Náusea/enjoo.
- » Dificuldade de concentração.
- » Dificuldade para dormir.
- » Inquietação.

Você também pode ter pensamentos recorrentes que afetem seu cotidiano, causem dificuldade para respirar ou prejudiquem sua capacidade de relaxar.

Mulheres que sentem que a capacidade de ter filhos é uma parte importante de sua condição feminina muitas vezes sofrem uma sensação de perda maior quando a radiação e/ou a quimioterapia impede que tenham filhos. Essa sensação de perda pode afetar os relacionamentos íntimos e familiares. (Veja mais detalhes sobre sexualidade e intimidade no Capítulo 17.) Sobreviventes podem experimentar a perda das mamas como a perda da feminilidade. Devido ao câncer e a seus tratamentos, elas podem se ver como menos desejáveis. As mulheres também podem temer perder o parceiro ou cônjuge que não consegue se adaptar às mudanças em seu corpo.

NESTE CAPÍTULO

» **Entendendo o estresse e como controlá-lo ou reduzi-lo**

» **Sabendo da importância do sono e como melhorá-lo e muito mais**

Capítulo 15

Controlando o Estresse

O estresse faz parte da vida. Contudo, além das tensões do cotidiano, como pagar as contas e administrar uma carreira e a família, mulheres que têm uma doença grave como o câncer têm o estresse adicional de lidar com a doença e seu tratamento. Além disso, para pessoas com diagnóstico de câncer, há o medo de que ele volte, de que avance, dos efeitos colaterais do tratamento e o medo da morte.

Em casos de estresse extremo, ele pode se manifestar como um sintoma de depressão e ansiedade. A seguir, estão sintomas de depressão comuns em sobreviventes de câncer:

» Dificuldade de superação.

» Sentimentos de impotência e desânimo.

» Dificuldade em focar tarefas e em se concentrar.

- Problemas de memória.
- Mudanças de apetite (comer demais ou de menos).
- Mudanças nos hábitos de sono (insônia, dormir demais ou ficar na cama o dia todo).
- Letargia e falta de energia.
- Falta de prazer ou interesse em atividades antes agradáveis.
- Choro e tristeza frequente.
- Sensação de isolamento e solidão.

Sintomas de ansiedade incluem:

- Nervosismo, inquietação ou tensão.
- Sensação de perigo iminente, pânico ou fatalidade.
- Aumento dos batimentos cardíacos.
- Respiração acelerada (hiperventilação).
- Suores.
- Tremores.
- Sensação de fraqueza ou de cansaço.
- Dificuldade de se concentrar ou pensar em algo que não a preocupação atual.
- Dificuldades para dormir.
- Experimentar problemas gastrointestinais (GI).
- Dificuldades em controlar a preocupação.
- Necessidade de evitar coisas que causem ansiedade.

CUIDADO

Se tiver esses sintomas por mais de duas semanas, fale com o médico para encaminhá-la para terapia. O terapeuta também pode encaminhá-la para uma avaliação, a fim de que faça um breve tratamento com remédios que aliviem os sintomas.

Nenhum sobrevivente de câncer deveria ter a sensação de fracasso ou vergonha por se sentir deprimido ou ansioso. O câncer é uma experiência muito traumática, e períodos de angústia, depressão e ansiedade são comuns.

Muitos sobreviventes de câncer experimentam temores constantes quanto à recorrência da doença e essa incerteza crônica sobre as condições de saúde durante e após o tratamento pode representar uma carga psicológica pesada. Alguns pacientes que experimentam angústia profunda podem precisar de intervenção psicológica e farmacológica, como terapia ou antidepressivos, respectivamente. Seu bem-estar emocional merece máxima prioridade para sua saúde física e psicológica, de modo que você deve se preocupar mais com manter-se saudável e não se preocupar em excesso com o desconhecido.

A Importância do Sono

O sono tem uma importância vital para sua saúde e bem-estar. O sono ajuda a repor energias para que o corpo e a mente consigam solucionar problemas e se concentrar nas tarefas diárias.

Para você ter uma boa noite de sono, experimente estas dicas:

- » Evite refeições pesadas ou ingerir muito líquido (chá, refrigerante, água) perto da hora de dormir para não ter que levantar para ir ao banheiro.
- » Mantenha um horário fixo para dormir, mesmo nos fins de semana. Deite-se e levante-se no mesmo horário. Se dormir o suficiente, acordará por sua conta. Evite cafeína, álcool e nicotina

— e lembre-se, bebidas como a maioria dos refrigerantes, chocolate quente, chá e café são ricas em cafeína. Elas agem como estimulantes, são viciantes e podem mantê-la acordada.

» Exercite-se no início da manhã para melhorar o humor, a energia e o bem-estar. Exercícios também aumentam sua capacidade de ter um sono profundo e reparador. Eles diminuem a fadiga e a ajudam a ficar saudável. Evite se exercitar de duas a quatro horas antes de dormir para dar oportunidade ao corpo de se acalmar e se preparar para o sono.

» Mantenha uma temperatura agradável no quarto de dormir. O metabolismo desacelera naturalmente à noite, e quanto mais depressa você relaxar, melhor. Um ambiente frio parece desacelerar as pessoas fisiológica e mentalmente. Você pode usar um ar condicionado ou ventilador para manter o quarto fresco. Em vez de manter o aquecedor a uma temperatura elevada durante o inverno, use um pijama quente e coloque mais cobertores na cama para ficar confortável.

» Durma apenas à noite e vá para a cama somente quando tiver sono. Limite o sono durante o dia a cochilos rápidos.

» Faça silêncio. Desligue o rádio e a TV. Se necessário, o som constante e suave de um ventilador ou de uma máquina de ruído brando ao fundo ajudará a abafar barulhos indesejáveis.

» Arrume a cama e certifique-se de que a cama e o colchão proporcionem sustentação e conforto. Se você trocar as roupas de cama todas as semanas, dormirá em um ambiente mais saudável.

» Relaxe — pratique exercícios de relaxamento.

» Cuidado com pílulas para dormir. Consulte seu médico antes de usá-las. É importante garantir que as pílulas não interajam com outros medicamentos ou com um problema de saúde existente. Nunca misture álcool com soníferos. Se você se sentir sonolenta ou tonta durante o dia, fale com o médico sobre mudar a dose ou interromper o uso das pílulas.

- Se você tem dificuldade de pegar no sono, use a cama somente para dormir e para momentos de intimidade. Evite ler, assistir TV ou comer na cama.
- Se não pegar no sono depois de 30 minutos, levante-se e vá até outro aposento. Faça outra coisa e depois volte para a cama, quando estiver pronta para dormir. Se ainda não conseguir dormir, levante-se e saia do quarto de novo. Isso ajuda a sua mente a associar a cama ao ato de dormir.

DICA

Tome um banho ou ducha quente antes de dormir para ajudá-la a ficar sonolenta e tranquila antes de adormecer.

NESTE CAPÍTULO

» **Analisando as mudanças que ocorrem após o tratamento do câncer de mama**

» **Discutindo mudanças que ocorrem na pele, nas unhas e no cabelo após o tratamento e mais**

Capítulo **16**

Enfrentando Mudanças Após o Tratamento

O tratamento para o câncer pode salvar vidas, mas, muitas vezes, essas vidas passam por muitas mudanças — algumas esperadas, outras não. Neste capítulo, abordamos muitas dessas mudanças e oferecemos conselhos sobre como lidar com elas de modo construtivo.

Fadiga Relacionada ao Câncer

A *fadiga* é uma experiência conhecida no cotidiano. Ela mostra que você tem pouca ou nenhuma energia para trabalhar, se divertir ou focar questões importantes. Geralmente, você só precisa de oito horas de sono e a fadiga desaparece — a energia estará renovada e as habilidades cognitivas em pleno funcionamento.

Infelizmente, a fadiga relacionada ao câncer é muito pior do que a fadiga comum. É o tipo de fadiga que não passa com o sono e causa grande angústia. Você se sente esgotada, "acabada" e fraca. Você pode ficar cansada demais até para ir ao banheiro, tomar uma ducha ou comer. Você pode sentir dificuldade para pensar ou organizar os pensamentos ou para mover seu corpo de um lado a outro. Este tipo de fadiga causa ainda mais angústia quando surgem sintomas de depressão, dor, náusea ou vômitos. A fadiga relacionada ao câncer pode durar muito tempo, é imprevisível e intensa, e afeta a qualidade de vida. Ela também afeta a qualidade de vida de seus cuidadores, porque eles terão que se esforçar mais para lhe dar apoio nesse período.

Reconhecendo a fadiga relacionada ao câncer

A Sociedade Americana de Câncer compilou os seguintes sinais de fadiga relacionada ao câncer:

- Você se sente cansada e não melhora — a fadiga volta ou fica mais intensa.
- Você fica mais cansada do que o normal durante ou depois de uma atividade.
- Você fica cansada sem ter realizado nenhuma atividade.
- Você se dedica menos a sua aparência.
- Você fica cansada demais para realizar tarefas habituais.
- Tem a sensação de peso nos braços e pernas e dificuldade em movê-los.
- Você não tem energia e se sente fraca.
- Seu cansaço não melhora com repouso ou sono.

» Você fica mais tempo na cama e/ou dorme mais, ou tem dificuldade para dormir.

» Você fica na cama mais que 24 horas.

» Você fica confusa.

» Você não consegue se concentrar e fixar os pensamentos.

» Você tem dificuldade em se lembrar das coisas.

» Seu cansaço atrapalha seu trabalho, sua vida social e sua rotina diária.

» Você se sente triste, deprimida ou irritada.

» Você fica frustrada e aborrecida com a fadiga e seus efeitos em sua vida.

Lidando com fadiga relacionada ao câncer

Aqui estão algumas dicas para lidar com a fadiga relacionada ao câncer:

» Melhore suas horas de sono e incorpore uma rotina de atividades na qual ouça música suave ou leia antes de dormir. Evite o uso de cafeína, álcool e tabaco a partir do meio da tarde, porque tendem a mantê-la acordada.

» Desenvolva uma rotina para as suas outras atividades diárias. É possível que sinta mais energia pela manhã, então planeje atividades importantes para os horários em que estiver mais disposta.

» Tire cochilos rápidos e descanse periodicamente durante o dia. Planeje seus cochilos para os horários em que sente maior fadiga. Descanse com frequência antes de se sentir cansada.

» Evite atividades que a deixem mais fatigada. Talvez precise pedir ajuda a amigos e familiares para completar tarefas importantes que não puder fazer. Esse pode ser o momento para conversar com uma assistente social ou organizações sem fins lucrativos que possam ajudar no transporte, preparo de alimentos, limpeza etc.

» Comunique suas preferências a amigos e familiares. Algumas pessoas em processo de tratamento não gostam de falar ao telefone, porque acham as conversas exaustivas. Se este for seu caso, peça aos amigos para deixar um bilhete, enviar uma mensagem ou e-mail em vez de ligar. Muitas pessoas usam uma secretária eletrônica ou correio de voz para selecionar as chamadas quando estão fatigadas. Assim, você pode falar com as pessoas quando estiver disposta. Outras acham que conversar com entes queridos as ajuda. Nesse caso, diga às pessoas o quanto as ligações significam para você e peça-lhes para ligar com frequência.

» Converse com o médico ou a enfermeira para obter ajuda para coisas que aumentam sua fadiga, como dor, náusea e problemas de sono. Há medicamentos que controlam esses sintomas e reduzem a fadiga.

» Adote uma alimentação saudável com refeições e lanches pequenos, bem balanceados, ricos em proteínas durante o dia. Digerir pequenas refeições exige menos energia do que refeições grandes. Pergunte ao médico ou à enfermeira se é vantajoso tomar vitaminas durante esse período. Um nutricionista também pode ajudar nessa questão.

» Tenha vida social e não se afaste dos amigos. Passar tempo com amigos, familiares e membros da igreja é importante, mas lembre-se de monitorar seu ritmo.

» Caminhe todos os dias. Exercícios leves aumentam a circulação sanguínea e os níveis de energia.

» Busque apoio emocional. Sua família, amigos e organizações religiosas podem ajudá-la a lidar com o estresse e a fadiga. Você também pode querer participar de um grupo de apoio para pessoas com câncer.

» Se sofre de ansiedade e depressão, peça ajuda ao médico ou à enfermeira. Praticar ioga, atenção plena, acupuntura e outras técnicas de relaxamento pode ser útil.

» Atividades do dia a dia podem ser melhoradas com a ajuda de um terapeuta ocupacional (TO). O TO está qualificado para ajudá-la a realizar atividades essenciais sem ficar fatigado. Pergunte ao médico ou à enfermeira se um TO seria ideal para você.

Lidando com a Perda de Cabelo

Todos conhecemos esse efeito por programas e filmes na TV. A maioria das quimioterapias causa perda de cabelo em todo o corpo e na cabeça. A radioterapia também pode causar perda de cabelo na área tratada. Algumas terapias endócrinas, como as que usam letrozol, também podem causar perda parcial ou total de cabelo. Não deixe de conversar com a equipe médica sobre o tratamento, para saber se ele provocará queda de cabelo. Essa perda de cabelo é tecnicamente conhecida como *alopecia*.

Há diversos modos de lidar com a perda de cabelo causada pela quimioterapia ou radioterapia:

» **Trate o cabelo com delicadeza.** Use uma escova de cerdas macias ou um pente de dentes largos. Não use secadores, chapinha ou produtos como gel ou grampos, que possam ferir o couro cabeludo. Lave os cabelos com um xampu neutro e com menos frequência. Seque-o gentilmente com uma toalha macia.

» **Você tem opções.** Algumas pessoas decidem cortar o cabelo bem curto para lidar melhor com a queda. Outras decidem raspar a cabeça. Se você decidir raspar a cabeça, use um cortador elétrico para não se cortar. Se planeja comprar uma peruca, faça-o quando ainda tiver cabelo para poder escolher a mesma cor. Se acha que a peruca provoca coceira ou calor, use um lenço ou turbante confortável.

- **Proteja e cuide do couro cabeludo.** Use protetor solar ou um chapéu quando estiver ao ar livre. Use um lenço ou chapéu confortável de que goste e mantenha a cabeça aquecida. Se o couro cabeludo coçar ou ficar sensível, hidratantes e condicionadores podem proporcionar alívio.
- **Expresse seus sentimentos.** Muitas pessoas ficam zangadas, deprimidas ou constrangidas com a perda do cabelo. Fale sobre seus sentimentos. Algumas pessoas acham bom falar com outros pacientes que perderam o cabelo durante o tratamento. Falar com seus filhos e familiares próximos também pode ajudar a todos. Diga-lhes que espera perder o cabelo durante o tratamento.

Cuidando do cabelo quando ele voltar a crescer

Geralmente, a perda de cabelo não é permanente. Cuide bem dele quando ele voltar a crescer:

- **Seja delicada.** Quando o cabelo recomeçar a crescer, trate-o com delicadeza. Evite escová-lo demais, enrolá-lo ou secá-lo com secador. Lave-o com menos frequência que antes do tratamento.
- **Cuide dele após a quimioterapia.** Muitas vezes, o cabelo volta a crescer de dois a três meses após o tratamento. Ele estará muito fino e, talvez, mais crespo ou liso — ou até com uma cor diferente — que antes. Contudo, poderá voltar a ser como era antes.
- **Cuide dele após a radioterapia.** Muitas vezes, o cabelo volta a crescer dentro de seis meses após o tratamento. Infelizmente, com uma dose muito alta de radiação, ele pode voltar a crescer mais fino ou nem crescer na parte do corpo que recebeu a radiação.

» **Hidrate-se por dentro e por fora.** Beba muita água e acrescente frutas ou especiarias como gengibre fresco ou manjericão para obter um sabor mais interessante. Hidrate o cabelo com condicionadores após lavá-lo ou lave-o só com condicionador, e molhe-o quando o escovar.

Falando com a equipe médica sobre perda de cabelo

Prepare-se para a consulta fazendo uma lista de perguntas com antecedência. Considere acrescentar as seguintes perguntas à sua lista:

» É provável que o tratamento cause queda de cabelo?

» Como devo proteger e cuidar da cabeça? Há produtos que pode recomendar? Ou que devo evitar?

» Onde consigo uma peruca ou aplique?

» Quais grupos de apoio posso procurar para me ajudar?

» Quando o cabelo voltará a crescer e como será sua aparência quando isso acontecer?

Tratando de Mudanças na Pele

Às vezes, ocorrem mudanças na pele como resultado do tratamento do câncer. Nesta seção, falamos sobre modos de tratar dessas mudanças.

Entendendo a descoloração e a hiperpigmentação

A cor da pele pode mudar em vários estágios do tratamento do câncer de mama. A mudança mais comum é a *hiperpigmentação*, ou escurecimento da pele. A seguir, as causas da descoloração da pele:

- **Cirurgia:** Cicatrizes pós-cirúrgicas tornam a pele mais escura ou clara.
- **Radiação:** Durante o tratamento por radiação, a pele pode ficar rosada ou vermelha. Se você é afrodescendente ou sua pele tem um tom marrom escuro ou negro, é difícil notar a vermelhidão, mas ainda haverá secura e sensibilidade.
- **Quimioterapia:** Durante o tratamento quimioterápico intravenoso, a pele e as veias podem ficar mais escuras ou descoloridas. As mudanças na pele podem ser generalizadas ou ocorrer só em uma área específica. Mudanças na cor são mais comuns em áreas expostas ao sol e em pessoas com pele mais escura.
- **Reação no local da injeção:** Durante a injeção de algum quimioterápico ou outro medicamento, pode ocorrer uma reação local com vermelhidão, calor ou descoloração ao longo da veia mais próxima ao local da injeção. Isso se chama *extravasão vesicante*. Vesicantes causam bolhas e danos graves na pele, que podem provocar a necrose do tecido. A celulite química é causada quando algumas substâncias da injeção não entram na veia e vazam sob a pele ou para o tecido.
- **Erupções cutâneas:** Durante certos tratamentos quimioterápicos podem ocorrer erupções cutâneas antes ou depois de receber radiação.

As seguintes áreas são as mais comumente afetadas pela descoloração. Áreas que podem ficar manchadas incluem:

- Ao longo da veia usada para injetar o quimioterápico.
- Em volta das articulações.
- Nos cabelos (faixas horizontais em pessoas com cabelos claros).
- Na boca.
- Sob áreas comprimidas por esparadrapos ou curativos.
- Sob as unhas.

Há dois tipos de descoloração causados por tratamentos para câncer:

- **Descoloração por radiação:** A vermelhidão intensa e a sensibilidade devem começar a desaparecer durante as primeiras semanas após a radiação. A pele levará mais tempo para voltar à cor natural. Às vezes, a área tratada ficará mais escura por até seis meses depois da última radiação.
- **Descoloração por quimioterapia:** Sintomas de descoloração normalmente ocorrem de duas a três semanas após o início do tratamento. Esses sintomas desaparecem quando novas células epiteliais substituem as células mortas, em aproximadamente 10–12 semanas após o término do tratamento.

LEMBRE-SE

Às vezes, a descoloração da pele por causa do tratamento do câncer pode ser permanente ou levar mais tempo para se normalizar. Em outras palavras, o escurecimento pode ser permanente.

Sentindo Dormência e Formigamento: Neuropatia Periférica

Dormência e formigamento nas mãos e pés são chamadas de *neuropatia periférica*, e as sensações são causadas por danos aos nervos. A quimioterapia pode causar danos aos nervos, principalmente com medicamentos como alcaloides da vinca (vincristina), cisplatina, oxaliplatina, paclitaxel e podofillotoxinas (etoposida e tenoposida). Outras drogas usadas para tratar o câncer, como interferon e talidomida, também podem causar danos aos nervos.

Correndo maior risco de desenvolver neuropatia periférica

Indivíduos que correm maior risco de desenvolver neuropatia periférica após a quimioterapia são (mas não limitados a) aqueles com condições preexistentes que podem causar danos aos nervos. Essas condições incluem:

- » Alcoolismo.
- » Diabetes.
- » Quimioterapia anterior.
- » Desnutrição profunda.

DICA

Os sintomas de danos nos nervos causados por certas drogas quimioterápicas são exatamente os sintomas que podem se desenvolver quando o diabetes ou a glicose no sangue da pessoa não está controlada.

Infelizmente, o controle da glicose não será útil na neuropatia periférica induzida por quimioterápicos. Altos níveis de glicose no sangue e quimioterapia danificam os nervos por diferentes mecanismos celulares, mas resultam em manifestações clínicas semelhantes.

Às vezes, isso é descrito como um padrão de "meia e luva", pois se desenvolve em pequenos nervos nas extremidades das mãos e dos pés. Alguns medicamentos que ajudam a controlar os sintomas da neuropatia diabética também podem ser usados na neuropatia induzida por quimio, mas eles não revertem o processo e podem causar efeitos colaterais.

Sintomas da neuropatia periférica

Os seguintes são os sintomas mais comuns ligados à neuropatia periférica:

- » Sensação de queimação nas mãos e/ou nos pés.
- » Constipação.
- » Dificuldade para apanhar objetos e abotoar roupas.
- » Perda de senso de posição (saber onde está uma parte do corpo sem olhar).
- » Perda da sensação de tato.
- » Dormência ao redor da boca.
- » Dormência, formigamento (sensação de agulhas ou alfinetes) nas mãos e/ou nos pés.
- » Fraqueza e câimbras ou dor nas mãos e/ou nos pés.

As áreas mais afetadas pela neuropatia incluem as seguintes:

- » **Intestinos:** O problema pode causar ou agravar a constipação e pode levar a problemas como o *íleo paralítico* (obstrução intestinal). Em geral, os intestinos se contraem o tempo todo para mover seu conteúdo. Um íleo paralítico pode criar um bloqueio, mas tecnicamente ele não é total.

» **Dedos das mãos e dos pés:** Este é o caso mais comum. A dormência se move gradativamente para cima em um tipo de padrão meia e luva.

» **Outros locais:** Às vezes, o rosto, as costas e o peito são afetados.

Sinais de neuropatia costumam se desenvolver aos poucos e podem se agravar a cada dose adicional de quimioterapia. Ela geralmente é mais intensa logo após o tratamento e tende a diminuir um pouco antes do próximo tratamento. Os sintomas costumam atingir um pico cerca de três a cinco meses após a última dose de quimio e depois podem desaparecer por completo, ou diminuir parcialmente. Eles também podem afetar apenas algumas partes do corpo.

Se a neuropatia está se resolvendo, é provável que seja um processo gradual, que normalmente leva vários meses. Entretanto, em alguns casos, pode ser irreversível e nunca diminuir em intensidade ou extensão da área do corpo afetada.

LEMBRE-SE

É importante informar à equipe oncológica se os sintomas da neuropatia estão se agravando, para que ajustem a dose da quimioterapia ou, talvez, interrompam o tratamento para evitar danos permanentes nos nervos. Não guarde essas informações para si mesma.

Reduzindo os efeitos da neuropatia induzida por quimioterapia

Sentimos dizer que não há uma solução que atenda a todos. Porém, há várias técnicas que podem ser usadas para evitar ou reduzir a gravidade da neuropatia periférica induzida por quimioterapia. Quase todos os tratamentos se baseiam em tentativa e erro e descobrir o que funciona melhor para você.

Certifique-se de fazer o seguinte:

- » Informe os médicos sobre qualquer sensação incomum que tiver. Conte-lhes se estiver experimentando qualquer sintoma descrito o quanto antes, para que a avaliem.
- » Siga as instruções dadas sobre pausas e retardo do tratamento.
- » Tome parte ativa nas decisões sobre seguir o tratamento versus manter sua qualidade de vida.

Faça o seguinte para aumentar sua proteção contra a neuropatia periférica:

- » Proteja áreas do corpo que ficam dormentes ou com menos sensibilidade. Por exemplo, não ande descalça. Prefira meias grossas e sapatos de solas macias.
- » Evite exposição a mudanças extremas de temperatura, o que agrava os sintomas.
- » Use roupas quentes em dias frios. Proteja os pés e as mãos do frio extremo.
- » Cuidado ao lavar louça ou tomar banho. Não deixe a água ficar muito quente.
- » Use pegadores de panelas ao cozinhar.
- » Use luvas ao lavar louça ou praticar jardinagem.
- » Examine a pele à procura de cortes, arranhões e queimaduras todos os dias. Seja especialmente cuidadosa ao examinar braços, pernas, dedos dos pés e das mãos.

A seguir, estão medidas de conforto testadas e aprovadas para aliviar os sintomas:

- » Massageie a área.
- » Use talas flexíveis para sustentar articulações.
- » Aplique hidratantes e cremes para manter a pele úmida.

Aliviando a constipação induzida pela neuropatia

Faça o seguinte para reduzir a constipação:

- » Ingira alimentos ricos em fibras, como frutas (peras e ameixas, por exemplo), cereais e legumes.
- » Tome de dois a três litros de líquidos não alcoólicos (como água e sucos) por dia — a menos que o médico diga o contrário.
- » Exercite-se 30 minutos na maior parte dos dias da semana, se conseguir, e depois verifique com o médico se o exercício está adequado. Muitos pacientes acham que caminhar é um exercício conveniente e fácil de ser realizado.
- » Se lhe receitaram um "regime intestinal" que inclua suplemento de fibras, laxantes ou aumento da ingestão de água em horas específicas durante o dia, siga-o com exatidão.

Além disso, se estiver tomando analgésicos narcóticos (opioides), eles aumentarão o risco de constipação. O uso prudente de opioides melhora muito a constipação. Usar analgésicos alternativos (como AINEs, Tylenol, Motrin, analgésicos tópicos, compressas frias ou quentes, e assim por diante) muitas vezes é recomendado para pacientes com constipação crônica a severa, se aprovados pelo médico.

DICA

Alguns pacientes constataram que técnicas de respiração, relaxamento e uso guiado de imagens são especialmente úteis para reduzir a dor associada à neuropatia.

Lidando com Linfedemas

A remoção ou lesão dos linfonodos axilares causa inchaço debaixo do braço do lado de onde foram retirados. Esse problema se chama linfedema. O *linfedema* ocorre quando áreas do corpo ficam inchadas devido ao aumento de fluido linfático que não pode ser drenado.

No caso de câncer de mama, a causa mais comum de linfedema é a remoção dos linfonodos (não a redução de seu funcionamento). Quando os linfonodos são removidos, os canais linfáticos que drenam o braço e normalmente se esvaziam nesses linfonodos na axila ficam obstruídos. O fluido nos canais linfáticos sai dos canais e se infiltra no tecido (isto é, no braço ou debaixo do braço). O fluido linfático é de transparente a leitoso, e é feito do fluido extra produzido em todos os tecidos normais. Uma das funções do sistema linfático (além da função de imunização) é drenar o fluido excedente que normalmente se acumula nos tecidos normais.

Após a remoção dos linfonodos, mastectomia, lumpectomia ou tratamento por radiação, algumas mulheres podem experimentar uma redução da função linfática na área da axila, resultando no linfedema.

Há uma diferença entre o risco de desenvolver linfedema no braço com uma BLS (biópsia de linfonodo sentinela, na qual de um a três linfonodos são removidos) e uma dissecção axilar completa/linfadenectomia (na qual todos os linfonodos são removidos). É uma diferença grande: 0–5% de risco de linfedema após uma BLS comparados a 20–25% após dissecção axilar. Há algumas décadas, fazia-se a dissecção axilar como rotina, motivo pelo qual havia tantos casos de linfedemas. Agora, um número menor de mulheres é submetido à dissecção axilar, e há muito menos linfedemas.

Muitas mulheres ficam inseguras com a possibilidade de receber uma injeção IV ou medir a pressão no braço após uma BLS. Depois de totalmente recuperadas da cirurgia (6–12 meses) e não havendo sinal de linfedema, geralmente pode-se usar esse braço. Em mulheres com dissecção axilar, elas nunca devem usar o braço para acesso IV, medição de pressão sanguínea ou qualquer outro procedimento que envolva o braço.

LEMBRE-SE

O sistema linfático é responsável pelo combate a infeções e doenças no organismo. Mais especificamente, os linfonodos contém linfócitos e outras células que ativam o sistema imunológico e filtram substâncias que podem ser prejudiciais para o corpo.

O linfedema pode ocorrer em poucos dias depois da cirurgia de forma branda e breve. Mas também pode ocorrer semanas, meses ou anos depois de o tratamento inicial ter terminado. Às vezes, o linfedema pode perdurar mais tempo e aumentar o risco de infecção. É importante conhecer os sintomas do linfedema e procurar tratamento imediatamente se eles ocorrerem.

Conhecendo os sintomas do linfedema

Estes são os principais sintomas:

- Sensação de aperto nos braços, inchaço no braço.
- Anéis apertados nos dedos.
- Fraqueza nos braços.
- Dor, desconforto e sensação de peso nos braços.

Tratamento do linfedema

LEMBRE-SE

Se desenvolver ou suspeitar que tem linfedema, procure o cirurgião ou a enfermeira oncológica o mais rápido possível.

O tratamento do linfedema foca a redução do inchaço no braço e evita que o líquido se acumule de novo. O tratamento deve ser consistente, porque leva um tempo para você ver os resultados e pode consistir em qualquer uma das seguintes medidas:

- » Usar uma manga de compressão no braço, do punho até perto da axila.
- » Uma luva de compressão pode ser necessária para reduzir o inchaço nos dedos.
- » Usar um colete de compressão para reduzir o inchaço na mama ou no peito.
- » O especialista em linfedema ou o terapeuta pode usar um tipo especial de atadura elástica para envolver seu braço, a fim de controlar o inchaço.
- » Você pode receber uma drenagem linfática manual (DLM), que é uma técnica de massagem especial.
- » O especialista em linfedema ou o terapeuta pode lhe ensinar exercícios especiais para ajudar a drenar o líquido no braço.
- » O especialista em linfedema ou o terapeuta pode prescrever uma bomba de compressão para ajudar a desviar o líquido em seu braço para outras áreas do corpo. Você pode ler mais sobre um dos tipos de bombas de compressão comumente usadas para tratar linfedema em `www.tactilesystems.com` [conteúdo em inglês].
- » Durante as consultas clínicas ou de tratamento, o terapeuta de linfedema, o fisioterapeuta ou a enfermeira de mama pode medir seu braço e pedir informações sobre seus sintomas.

DICA

O modo mais proveitoso de controlar o linfedema é realizar os exercícios recomendados em casa e usar a manga de compressão quando se exercitar, cozinhar, praticar jardinagem ou qualquer outra atividade que envolva o uso intenso do braço afetado.

CUIDADO

Pare de se exercitar se o braço afetado ficar vermelho, quente ou suado. Isso pode ser um sinal de drenagem linfática inadequada e resultado do acúmulo de líquido no local, que pode causar dor, desconforto e limitação do uso do braço.

Adote medidas preventivas

Sempre que puder, mantenha os braços erguidos acima do coração. Lave a pele dos braços diariamente e use um hidratante. Você pode evitar lesões ou infecções fazendo o seguinte:

- » Use um aparelho elétrico para se depilar.
- » Use luvas para cozinhar e trabalhar no jardim.
- » Use um dedal para costurar.
- » Não corte as cutículas das unhas.
- » Evite tomar sol e use protetor solar com FPS 50 ou mais.
- » Limpe e desinfete cortes com sabonete e pomada antibacteriana.
- » Use atadura de gaze em vez de esparadrapo, aplicada frouxamente para evitar cortar a circulação.
- » Fale com o médico sobre erupções cutâneas.
- » Evite picadas de agulha no braço afetado.
- » Evite temperaturas extremas ou uso de compressas quentes/frias.
- » Não use aparelhos com braçadeira para medir a pressão sanguínea no braço afetado.
- » Não use roupas apertadas com elástico.

- Não carregue a bolsa no braço afetado.
- Observe sinais de infecção, como vermelhidão, dor, inchaço ou febre e ligue para o médico se um desses sintomas ocorrer.
- Exercite-se regularmente conforme recomendado pelo médico.
- Marque consultas de acompanhamento regulares com o médico.
- Procure sintomas nas extremidades todos os dias.
- Adote uma alimentação saudável.
- Evite o sobrepeso.
- Aprenda o máximo que puder sobre o problema.

Mudanças no Paladar e no Olfato

Os tratamentos do câncer alteram os sentidos do paladar e do olfato, e isso, por sua vez, afeta o apetite. Talvez você sinta um gosto amargo ou metálico na boca. Se estiver tendo problemas como esse, faça o seguinte:

- Experimente novos alimentos, marinadas, temperos, bebidas e formas de preparar os pratos diferentes do habitual.
- Mantenha a boca limpa enxaguando e escovando, o que melhora o gosto dos alimentos.
- Evite usar talheres de prata; prefira utensílios, xícaras e pratos de plástico.
- Use frutas e legumes frescos ou congelados.
- Coma balas de hortelã, chicletes e balas duras naturais ou sem açúcar.

- Experimente temperar os alimentos com limão, gengibre, frutas cítricas ou vinagre. (Mas evite substâncias cítricas se tiver feridas na boca.)
- Experimente alimentos em conserva.
- Tempere os alimentos com alho, cebola, coentro, manjericão, orégano, estragão, salsinha, alecrim, hortelã, pimenta caiena, pimenta vermelha, ketchup, mostarda etc.
- Você pode compensar um gosto salgado adicionando adoçantes, um gosto doce adicionando sumo de limão e sal, e um gosto amargo adicionando adoçantes.
- Enxágue a boca com um enxaguante bucal à base de bicarbonato, sal e água antes de comer para melhorar o gosto dos alimentos. (Misture 1 colher de chá de sal e 1 colher de chá de bicarbonato. Misture bem, enxágue a boca e cuspa.)
- Sirva os alimentos frios ou à temperatura ambiente. Quando estão quentes, o calor pode intensificar o cheiro e o sabor de um jeito que você pode não tolerar.
- Congele frutas como manga, morangos, melão, uvas, laranjas e melancia. Coma-as como petiscos congelados.
- Se carnes vermelhas tiverem gosto estranho, experimente outros alimentos ricos em proteínas como frango, peixe, ovos ou queijo.
- Faça *smoothies* ou bebidas geladas misturando frutas frescas com leite, sorvete ou iogurte. Para diminuir o cheiro, cubra as bebidas e tome-as com um canudo.
- Escolha alimentos que não precisam ser cozidos.
- Evite comer em ambientes abafados ou muito quentes.

Compensando Mudanças de Apetite

Será difícil para você ou seu médico prever como o tratamento do câncer de mama afetará seu apetite. Há momentos em que você continuará a comer e apreciar seus pratos preferidos, e outros em que não sentirá vontade de comer — ou irá querer comer tudo o que vê. As mudanças de olfato ou paladar afetam o apetite. É melhor ser flexível e tentar novos alimentos e novos horários de refeições à medida que as necessidades de seu corpo mudam.

Mudanças de apetite podem ser causadas por quase todos os tratamentos de câncer de mama:

- Cirurgia.
- Quimioterapia:
  - Capecitabina (Xeloda).
  - Carboplatina (Paraplatin).
  - Ciclofosfamida (Cytoxan).
  - Daunorrubicina (Cerubidine, DaunoXome).
  - Doxorrubicina (Doxil, Adriamicina).
  - Epirubicina (Ellence).
  - Ixabepilona (Ixempra).
  - Metotrexato (Amethopterin, Mexate, Folex).
  - Mitoxantrona (Novantrone).
  - Thiotepa (Thioplex).
- Terapia endócrina/hormonal:
  - Anastrozol (Arimidex).
  - Exemestano (Aromasin).

- Fulvestrant (Faslodex).
- Letrozol (Femara).
- Nolvadex (Tamoxifeno).
- Raloxifeno (Evista).
- Toremifeno (Fareston).

» Radioterapia.

» Terapia-alvo:

- Bevacizumabe (Avastin).
- Everolimus (Afinitor).
- Palbociclib (Ibrance).

» Lapatanibe (Tykerb)

- Trastuzumabe (Herceptin).

» Analgésicos:

- Acetaminofeno e codeína.
- Fentanil (Actiq, Duragesic, Fentora).
- Hidrocodona (Hysingla ER, Zohydro ER).
- Hidrocodona/acetaminofeno (Lorcet, Lortab, Norco, Vicodin).
- Hidromorfona (Dilaudid, Exalgo).
- Meperidina (Demerol).
- Metadona (Dolofina, Methadose).
- Morfina (Astramorph, Avinza, Kadian, MS Contin, Oramorph SR).
- Oxicodona (OxyContin, Oxecta, Roxicodona).
- Oxicodona e acetaminofeno (Percocet, Endocet, Roxicet).
- Oxicodona e naloxona (Targiniq ER).

DICA

Se você perdeu o apetite, aqui estão algumas sugestões para melhorá-lo:

- Coma pequenas quantidades de alimentos calóricos e ricos em proteína a cada duas ou três horas, em vez de três refeições grandes por dia. Alimentos ricos em proteínas incluem carne, ovos, laticínios, feijões, grãos e leguminosas.
- Coma pudins e sobremesas — alimentos ricos em gordura e açúcar são boas fontes de calorias.
- Peça a familiares ou amigos para prepararem sua comida. Às vezes, cozinhar a própria comida tira o apetite.
- Adicione mais calorias e proteínas a qualquer prato que for comer (usando manteiga, leite, creme, açúcar, mel e queijo).
- Escolha alimentos que cheirem bem, para despertar seu olfato.
- Prepare e armazene pequenas porções de seus pratos preferidos com antecedência para que sempre haja algo para comer quando você sentir fome.
- Tenha um estoque de alimentos práticos na despensa, como sopas em lata e pudins.
- Experimente novos alimentos e sabores — você pode se surpreender.
- Mastigue bem e coma devagar.
- Não insista se realmente não quiser comer durante alguns dias após o tratamento. É importante ingerir líquidos, mas você pode compensar as calorias perdidas entre os tratamentos.
- Evite se cansar em excesso — tudo parecerá mais difícil se você estiver exausta.
- Evite encher o estômago com muito líquido antes de comer. Beba depois das refeições.

DICA

Se estiver preocupada com a perda de peso, pergunte ao médico sobre bebidas para substituição de refeições com muitas calorias.

Lidando com o ganho de peso

O ganho de peso é muito comum durante e após o tratamento do câncer de mama. As mulheres costumam engordar entre 3–7 quilos durante o tratamento e quanto mais peso você ganhar, menor é a probabilidade de recuperar o peso de antes do tratamento.

A quimioterapia pode fazê-la ganhar peso devido ao seguinte:

- » Esteroides administrados durante a quimioterapia podem fazer o corpo acumular excesso de líquido e aumentar seu apetite.
- » Ela pode despertar o desejo de comer alimentos específicos que podem ser ricos em gorduras e sódio.
- » A quimioterapia pode causar acúmulo de líquidos em seu corpo.
- » Fadiga provoca inatividade, dessa forma causando aumento de peso.
- » Você realiza menos atividades físicas, muitas vezes por causa da fadiga.
- » Comer mais aumenta as náuseas.
- » Seu metabolismo desacelera, junto com sua capacidade de queimar gorduras e produzir energia.
- » Ela pode induzir uma menopausa precoce em algumas mulheres, o que reduz o metabolismo.

LEMBRE-SE

Esteroides são administrados durante o tratamento do câncer de mama pelas seguintes razões:

- » Para tratar náuseas.
- » Como parte do tratamento para o câncer.
- » Para reduzir inflamação, inchaço e dor.

Controlando o ganho de peso

As causas de ganho de peso podem variar. Por esse motivo, fale com o médico ou nutricionista antes de tentar adotar uma dieta de emagrecimento específica ou uma mudança nos hábitos alimentares.

Métodos de emagrecimento comprovados incluem o seguinte:

- » Comer muitas frutas, legumes multicoloridos e grãos integrais.
- » Beber muita água.
- » Reduzir a ingestão de gorduras, açúcar e farinha refinada.
- » Usar métodos culinários mais saudáveis, como assar, cozinhar e preparar no vapor em vez de fritar.
- » Prestar atenção aos padrões alimentares que a façam ficar letárgica ou comer demais. O nutricionista poderá ajudá-la a modificar suas refeições e os horários em que se alimenta.
- » Participar de atividades físicas de que gosta, como caminhar, andar de bicicleta, exercícios aeróbicos ou zumba. Incluir exercícios de treino de força para ganhar tônus muscular. Pedir ao médico para liberá-la para realizar novos tipos de exercícios ou um regime rigoroso de exercícios.

O ganho de peso pode ser causado pela capacidade de seu corpo armazenar excesso de líquido nos tecidos fora dos vasos sanguíneos e sistema linfático. Se você quiser saber se o aumento de peso é causado pela retenção de líquidos, procure os seguintes sintomas:

» Pele que parece firme ou deixa pequenas depressões depois de apertar uma área inchada.

» Inchaço nos braços, punhos, pernas ou tornozelo.

» Relógios, anéis, pulseiras ou até sapatos mais apertados que o normal.

» Menor flexibilidade no punho, nos dedos, nas mãos, nos cotovelos ou nas pernas.

As seguintes ideias podem ajudar a controlar a retenção de líquidos:

» Fale com o médico e peça um *diurético* — medicamento que pode eliminar o excesso de líquidos do corpo pelo aumento do fluxo urinário.

» Reduza a ingestão de sódio ou sal na alimentação. Lembre-se que alimentos ricos em sódio nem sempre têm gosto salgado. Leia os rótulos dos alimentos que você compra para conferir a quantidade de sódio.

» Pese-se diariamente no mesmo horário e vigie as mudanças de peso. Leve as informações sobre seu peso à próxima consulta com o médico.

» Pratique exercícios regularmente durante o tratamento para reduzir o ganho de peso.

» Evite ficar em pé durante muito tempo porque a gravidade fará os líquidos se acumularem nas pernas e pés.

» Erga ou eleve os pés acima da altura do coração sempre que possível.

» Evite cruzar as pernas para não limitar o fluxo sanguíneo.

» Evite usar roupas e sapatos apertados.

» Pergunte ao médico se vale a pena usar meias de compressão.

Lidando com a Diarreia

A diarreia pode ser algo comum após os tratamentos para câncer. Às vezes, desaparece após alguns dias, mas pode se prolongar por várias semanas após o tratamento. Ela não só é desconfortável, como pode deixá-la fraca e cansada, e pode provocar perda de peso. A diarreia também pode causar desidratação. Beba muito líquido para evitá-la.

CUIDADO

Se a diarreia for excessiva (três ou mais evacuações líquidas em 24 horas), informe ao médico ou à enfermeira. Peça também um creme suavizante para aplicar no ânus, para evitar dor e fissuras na pele.

DICA

As seguintes dicas ajudarão a controlar a diarreia:

» Faça refeições menores e mais lanches.

» Evite alimentos gordurosos, como frituras e pratos cobertos por molhos, que podem agravar a diarreia.

» Evite leite, manteiga, sorvete e queijo. Mesmo que a diarreia não seja causada por *intolerância à lactose* (dificuldade em digerir o açúcar existente no leite e derivados), evite esses alimentos durante um episódio de diarreia. Ela pode causar uma sensibilidade temporária a laticínios.

» Evite alimentos que provoquem gases. Embora seja importante comer boas quantidade de frutas e legumes, em caso de diarreia, evite alimentos que aumentem os gases intestinais até você se sentir melhor. Esses alimentos incluem feijões, brócolis, repolho, saladas, espinafre e outras folhas verde-escuras, e couve-flor.

- Tente alimentos com poucas fibras e ricos em amido, como pão branco e arroz, massas e batatas sem a casca.
- Evite álcool e cafeína. A cafeína e o álcool agem como *diuréticos,* ou seja, eles a desidratam, ou a fazem perder líquidos.
- Evite o sorbitol e outros adoçantes artificiais (Linea, Zerocal, e outros). Adoçantes artificiais podem exercer um efeito laxativo no aparelho digestivo. Assim, evite balas e chicletes sem açúcar, refrigerantes diet e substitutos do açúcar.
- Beba muito líquido para evitar desidratação.
- Pergunte ao médico se antidiarreicos são aconselháveis.
- Coma o seguinte:
  - Batatas cozidas.
  - Torradas.
  - Biscoitos como cream crackers.
  - Pretzels.
  - Frango assado sem pele ou gordura.

NESTE CAPÍTULO

» Explorando como o tratamento do câncer afeta a fertilidade

» Entendendo as mudanças emocionais e sexuais que ocorrem após o tratamento e mais

Capítulo 17

Tratamento do Câncer, Fertilidade e Sexualidade

"Vou poder engravidar? Vou poder gerar filhos?" Esses são pensamentos recorrentes de homens e mulheres jovens diagnosticados com câncer de mama, que ainda não tiveram filhos. Infelizmente, os médicos nem sempre têm, de antemão, uma resposta sobre como estará a fertilidade após o tratamento.

A preservação da fertilidade sempre é uma opção. Os novos avanços nos procedimentos de fertilização possibilitam que a coleta de óvulos e de esperma seja concluída em sete dias. Não são mais necessárias semanas, ou até meses, para resguardar sua fertilidade antes de iniciar o tratamento do câncer — não aceite que lhe digam o contrário. Naturalmente, você está concentrada em tratar ou encontrar a cura do câncer, mas pode ter bons resultados nas duas situações, fazendo o tratamento no momento certo e tendo um bebê depois que ele terminar. Se é isso o que quer, deve a si mesma ser feliz e realizada.

Neste capítulo, oferecemos informações sobre quem corre o risco de ficar estéril e quais tratamentos do câncer de mama aumentam essas chances. Preste atenção aos tratamentos para infertilidade que discutimos, eles incluem terapias alternativas e da medicina tradicional. Adotar abordagens holísticas à saúde e ao bem-estar lhe confere mais oportunidades para recuperar sua saúde, suas funções físicas e sexuais normais (incluindo relações sexuais e gravidez), e sua satisfação.

Infertilidade e Câncer de Mama

Infertilidade é o termo que se usa quando uma mulher não pode engravidar ou tem abortos espontâneos contínuos. Ela afeta um em cada oito casais em idade reprodutiva nos Estados Unidos, decorrendo de problemas do homem ou da mulher.

As mulheres nascem com um número específico de óvulos, e eles começam a diminuir depois dos 32 anos. A partir dos 35 anos, a taxa de perda de folículos se acelera, resultando em um número de óvulos menor e de pior qualidade, o que dificulta a concepção. O *folículo* é um saco que contém o óvulo, fluido e células de sustentação essenciais à gravidez. A quantidade de folículos diminui gradativamente na vida de uma mulher devido ao processo de degeneração, ou envelhecimento. A redução dos óvulos nos ovários acaba resultando na *menopausa*, um processo biológico natural, que acontece 12 meses após o último ciclo menstrual e anuncia o fim dos períodos menstruais. A menopausa geralmente ocorre entre os 40 e os 50 anos.

A infertilidade é um efeito colateral conhecido das terapias de câncer. O câncer de mama e suas terapias afetam a saúde sexual (incluindo a funcionalidade e a fertilidade) e o bem-estar sexual (incluindo a libido, o prazer, a sexualidade como um todo, e assim por diante). Os pacientes com câncer de mama enfrentam diferentes problemas de fertilidade, incluindo dificuldade de fertilização após a doença, infertilidade ou redução da *fecundidade* — a capacidade de gerar filhos —, além das angústias psicossociais.

Fertilidade e tratamento do câncer

A quimioterapia pode afetar o bom funcionamento de seus ovários, temporária ou permanentemente. Quer sua infertilidade seja temporária ou permanente, a probabilidade de se tornar estéril depende do tipo de medicamentos quimioterápicos usados, da dose aplicada e de sua idade. Algumas quimioterapias e terapias hormonais reduzem o número de oócitos (óvulos), causam desequilíbrio hormonal, falha ovariana precoce (FOP) ou menopausa precoce. Algumas drogas quimioterápicas têm maior probabilidade de causar infertilidade do que outras.

Os medicamentos quimioterápicos com *maior* probabilidade de causar danos aos óvulos e infertilidade incluem:

- Bussulfano.
- Carboplatina.
- Carmustina (BCNU).
- Clorambucila.
- Cisplatina.
- Ciclofosfamida (Cytoxan).
- Dacarbazina.
- Doxorrubicina (Adriamicina).
- Ifosfamida.
- Lomustina (CCNU).
- Mecloretamina.
- Melfalano.

» Procarbazina.
» Temozolomida.

Os medicamentos quimioterápicos com *menor* probabilidade de prejudicar seus óvulos e causar infertilidade são:

» 5-fluorouracil (5-FU).
» Bleomicina.
» Citarabina.
» Dactinomicina.
» Daunorrubicina.
» Fludarabina.
» Gencitabina.
» Idarrubicina.
» Metotrexato.
» Vimblastina.
» Vincristina.

Os medicamentos hormonais com *maior* probabilidade de prejudicar os ovários e causar infertilidade são:

» Evista (nome químico: raloxifene).
» Fareston (nome químico: toremifeno).
» Tamoxifeno.

Infertilidade permanente

A infertilidade *permanente* ocorre principalmente quando são administradas doses mais altas de medicamentos e a idade do paciente é avançada. É mais provável que você desenvolva a infertilidade permanente se receber quimioterapia em uma idade próxima à da menopausa. Isso ocorre porque alguns medicamentos quimioterápicos prejudicam os óvulos que estão nos ovários, não deixando nenhum após o tratamento. Se isso ocorrer, você não poderá mais engravidar e desenvolverá sintomas de menopausa.

CUIDADO

Algumas mulheres podem ter a menstruação interrompida durante a quimioterapia, mas ainda produzir óvulos, então podem engravidar. Assim, é sempre melhor usar um método anticoncepcional confiável durante o tratamento, mesmo que pare de menstruar, pois você *pode* engravidar. Mais precisamente, a quimioterapia pode prejudicar o bebê e causar malformações congênitas.

Infertilidade temporária

Você saberá que a infertilidade é temporária quando a menstruação ficar irregular ou parar durante o tratamento, mas voltar ao normal depois do término. Isso ocorre em cerca de 1/3 das mulheres cuja menstruação para por causa da quimioterapia. Às vezes, são necessários de 6 a 12 meses para que o ciclo menstrual volte ao normal, após o fim do tratamento quimioterápico.

LEMBRE-SE

Em geral, quanto mais jovem você for ao receber o tratamento quimioterápico, e, especialmente, se tiver menos de 35 anos, maior é a probabilidade de sua menstruação voltar ao normal. Mulheres com mais de 35 anos têm maior probabilidade de perder a fertilidade por causa de uma menopausa precoce.

Menopausa precoce

Se tiver uma menopausa precoce, sua menstruação pode ficar irregular ou parar por completo mais tarde. Além disso, você pode apresentar os seguintes sintomas:

» Fogachos.

» Pele seca.

» Secura vaginal.

» Perda de energia.

» Menor interesse em sexo.

» Oscilações de humor ou desânimo.

LEMBRE-SE

Nem todos os tratamentos para câncer de mama afetam a fertilidade. A cirurgia de mama e a radiação não exercem nenhum efeito físico na fertilidade nem aumentam o risco de infertilidade.

Como preservar sua fertilidade

Primeiro, fale com o médico sobre como o tratamento do câncer de mama pode afetar sua fertilidade e como é possível preservá-la durante o tratamento.

DICA

As discussões entre você e o médico sobre a preservação da fertilidade serão mais eficientes se ocorrerem antes do início do tratamento. As técnicas de preservação de fertilidade são mais eficazes antes de o tratamento começar. Além disso, uma terapia especializada oferece soluções eficazes para lidar com os aspectos emocionais das mudanças na fertilidade.

Algumas mulheres podem engravidar naturalmente após o tratamento do câncer, enquanto outras descobrem que não poderão ter filhos. O diagnóstico de câncer de mama fará com que você pense em fertilidade antes do que planejava. O simples pensamento de que o tratamento poderá afetar sua capacidade de engravidar é difícil de enfrentar — às vezes, tão difícil quanto o diagnóstico do câncer.

Os médicos estão interessados em descobrir novos meios de preservar a fertilidade de mulheres com câncer de mama. Pesquisas atuais se debruçam sobre a eficácia e a segurança dos métodos de preservação de fertilidade.

Banco de tecidos e preservação da fertilidade

Bancos de tecidos e preservação da fertilidade podem ser soluções para mulheres ou casais que desejam tentar a gravidez em idade posterior. Para algumas pacientes e sobreviventes de câncer, principalmente as jovens, o banco de óvulos, embriões e tecido ovariano ajudam a conseguir fertilização quando ocorrer a falência ovariana.

FIV (congelamento de embriões)

Hoje em dia, a fertilização in vitro (FIV) é o meio mais eficaz de preservar a fertilidade. Veja como funciona: você toma hormônios para estimular os ovários a produzir mais folículos a partir dos óvulos existentes. Em seguida, o médico remove os óvulos e os fertiliza com esperma. Se, para essa etapa, você não tiver um parceiro, há a opção de usar o esperma de um doador. Os óvulos e o esperma criam um embrião que pode ser congelado e armazenado. Depois de completar o tratamento para o câncer de mama, um ou mais desses óvulos fertilizados ou embriões serão colocados em seu útero, resultando, se tudo correr bem, em uma gravidez.

As técnicas para colher e armazenar as células reprodutivas com êxito avançaram muito ao longo das duas últimas décadas. Os médicos ainda não sabem qual efeito o aumento de hormônios para a coleta de óvulos exercerá em mulheres com câncer de mama com receptor hormonal positivo. Os pesquisadores têm analisado os seguintes meios de realizar a FIV:

- FIV em ciclo natural sem uso de hormônios. Esse método está em estágio de investigação e, até agora, não tem sido bem-sucedido como procedimento regular.
- Coleta de óvulos dos ovários usando doses menores de hormônios.
- Testar diferentes terapias hormonais para estimular os ovários, incluindo tamoxifeno e inibidores de aromatase, sozinhos ou em combinação com uma dose mais baixa de hormônios de FIV.

A preservação da fertilidade ainda é uma disciplina emergente, mas os avanços nos procedimentos médicos e a tecnologia dos últimos anos oferecem novas opções para as pacientes. Entretanto, filhos gerados por fertilização in vitro (FIV) correm maior risco de desenvolver doenças autoimunes quando crescerem.

Congelamento de óvulos

Os médicos também podem remover e congelar os óvulos de uma mulher. Esse é um método muito usado quando ela não tem um parceiro e não quer usar o esperma de um doador. São usados hormônios para estimular os ovários a produzir óvulos, que são colhidos e congelados. Mais tarde, quando quiser usar os óvulos, eles serão descongelados e injetados com esperma para serem fertilizados. As pesquisas mostraram que o procedimento de congelar e descongelar óvulos pode danificá-los e não tem sido muito bem-sucedido. Converse com o médico sobre as opções disponíveis para você.

Congelamento de tecido ovariano

O congelamento de tecido ovariano envolve uma pequena operação para remover o tecido, que é então congelado. O tecido é recolocado em seu corpo após o término do tratamento do câncer. Esse é um tratamento emergente e está nos primeiros estágios de desenvolvimento. Até o momento, há poucas evidências de que produza bons resultados, mas há relatos de mulheres que tiveram bebês após realizá-lo.

Tratamentos de fertilidade na medicina complementar e alternativa

A medicina complementar e alternativa (MCA) está sendo usada cada vez mais para tratar vários distúrbios ginecológicos e de infertilidade, incluindo disfunção ovariana (e testicular) devido a tratamentos do câncer, síndrome do ovário policístico (SOP), endometriose e infertilidade idiopática. A acupuntura é a forma de MCA mais usada para pacientes que se submetem à FIV, e a acupuntura e os suplementos fitoterápicos são as terapias de MCA mais empregadas para a infertilidade masculina.

Mudanças de alimentação e de hábitos no estilo de vida são partes importantes da medicina complementar para aumentar a fertilidade. A seguir, estão algumas sugestões alimentares para melhorar a fertilidade:

- Aumente a ingestão de alimentos ricos em ácidos graxos ômega 3, encontrados em peixes gordos ou de água fria e em óleos vegetais. Ácidos graxos ômega 3 também são necessários para o relaxamento e a contração dos músculos, a coagulação do sangue, a digestão, a divisão celular etc. O DHA nos ácidos graxos ômega 3 é vital para o desenvolvimento cerebral do feto. Pesquisas mostraram que mulheres grávidas que ingerem suplementos alimentares de ácidos graxos ômega 3 DHA têm bebês com menos problemas de comportamento, melhores habilidades de linguagem e QI mais elevado.
- Gestantes podem ser desestimuladas a comer peixe por causa da contaminação por mercúrio, mas podem substituir os ácidos graxos ômega 3 por ácido alfa-linoleico, encontrado nas nozes. Trinta gramas de nozes têm tanto ácido graxo ômega 3 quanto 90 gramas de salmão. Outras fontes incluem sementes de linhaça, soja, óleo de canola e outras sementes e nozes.
- Aumente a ingestão de sementes, legumes verdes e vegetais para aumentar o desenvolvimento folicular.

» Evite álcool e cafeína, porque eles causam desequilíbrios hormonais. Eles também desidratam, e a perda de água no organismo deixa o muco cervical muito espesso. A água desempenha um papel importante no transporte de hormônios e no desenvolvimento de folículos. Ela também ajuda a afinar o muco cervical, o que facilita para os espermatozoides (aqueles pequenos nadadores) de seu parceiro atingirem sua meta.

» Evite alimentos ácidos, como carnes e alimentos processados, que tornam o muco cervical hostil aos espermatozoides.

» Coma muitas minicenouras, brotos vegetais e grama de trigo para estimular a produção das secreções responsáveis pela concepção, pois esses alimentos são alcalinos, e, com a alimentação adequada, os mecanismos corporais naturais conseguem manter o pH ideal.

Gravidez e câncer

As pesquisas indicam que engravidar após o câncer não provoca sua recorrência, mesmo após o de mama; tampouco o câncer e seu tratamento resultam em um maior risco para os filhos de pacientes com câncer (Peate M et al., 2009; Thewes B et al., 2003). Entretanto, aconselha-se que as grávidas sobreviventes de câncer recebam o cuidado médico adequado. Muitas jovens sobreviventes de câncer têm uma gravidez normal e geram bebês saudáveis. Ainda assim, há outros fatores de risco. Pessoas em idade avançada são mais suscetíveis a substâncias químicas ambientais e a infecções em geral. Além disso, a gravidez nessa faixa etária pode resultar em complicações, como aborto espontâneo, anomalias cromossômicas, pré-eclâmpsia, necessidade de cesariana, doenças trofoblásticas gestacionais, placenta prévia e descolamento de placenta, e parto prematuro.

Sexualidade e Câncer de Mama

Receber um diagnóstico de câncer de mama e fazer o tratamento quase certamente afetará como você se sente em relação ao sexo e à intimidade. Haverá momentos em que não se sentirá disposta para o sexo ou para a intimidade em geral, enquanto estiver lidando com o câncer de mama e o tratamento. Por outro lado, em um momento de insegurança em relação a si mesma, o sexo pode ajudá-la a se sentir melhor. Só você saberá como o câncer de mama afeta sua sexualidade.

Muitas vezes, as mudanças na sexualidade e na intimidade estão associadas a mudanças físicas, especialmente após uma cirurgia de mama, que pode deixá-la menos à vontade com seu corpo. Outros tratamentos para o câncer, como a quimioterapia, alteram seus níveis hormonais, afetando, assim, seu desejo e resposta sexual.

LEMBRE-SE

É provável que você se depare com algumas questões inerentes a seu relacionamento. Elas geralmente partem do parceiro, preocupado com a forma de expressar amor, física ou emocionalmente, após seu tratamento (especialmente após a cirurgia). Muitas vezes, a experiência do câncer de mama representa um período de crescimento para os casais, principalmente quando ambos os parceiros estão envolvidos nas decisões de tratamento e nos cuidados posteriores.

Efeitos físicos do tratamento do câncer na sexualidade

O desejo e o prazer sexual podem mudar após o câncer e seu tratamento. É comum perder o desejo por causa da doença e do tratamento. Se percebeu uma diminuição de sua libido, e esse fato tem criado estresse e angústia para você e seu parceiro, há opções que ajudam, inclusive medicamentos.

DICA

Não guarde esses problemas para si mesma. É bom conversar com os médicos sobre o problema e pedir conselhos sobre as melhores opções para você.

O impacto físico do câncer de mama pode ser permanente, como a perda da mama devido à mastectomia. A aparência e as cicatrizes cirúrgicas e decorrentes da radiação influenciam a aparência, a forma como você se vê, a vida sexual e a intimidade, assim como as atitudes e o comportamento do parceiro em relação à intimidade e ao relacionamento. Se os sintomas forem oriundos da quimioterapia e da radiação, provavelmente melhorarão com o tempo, à medida que seu corpo se recuperar, após os tratamentos. O câncer e o seu tratamento causam desequilíbrio hormonal, diminuem a lubrificação, estreitam o canal vaginal e provocam dor na penetração. Além do mais, outras doenças, como hipertensão, diabetes, depressão e até hábitos como o fumo, também afetam a sexualidade.

Dor

Algumas sobreviventes sentem dor durante o sexo. Ela pode ocorrer durante e após a quimioterapia, que afeta os hormônios femininos, causando mudanças no tecido vaginal (como estreitamento, secura e inflamação). Infecções por cândida também são comuns durante a quimioterapia, causando prurido e desconforto. Várias sobreviventes sentem dor crônica no peito e ombros após a mastectomia radical. Uma forma de reduzi-la é apoiar essas áreas em travesseiros durante a relação sexual. E também, para prevenir o desconforto, evitar posições em que o peso do corpo fique sobre o peito ou o braço.

Mudanças hormonais

A quimioterapia pode reduzir os níveis de estrógeno e causar menopausa prematura, porque danifica os ovários e os impede de produzir estrógeno e progesterona. Como resultado, fogachos, secura vaginal, oscilações de humor e fadiga devido ao sono interrompido afetam seu interesse e prazer no sexo. A diminuição da lubrificação torna a relação sexual desconfortável e até dolorosa. Usar um lubrificante vaginal natural e sem glicerina e parabenos, como o óleo de coco, alivia a secura vaginal, tornando o sexo mais agradável e prazeroso. A glicerina (um álcool do açúcar) e os parabenos estimulam a proliferação de bactérias na vagina e provocam infeções por cândida e do trato urinário (ITUs).

É bom você conversar com seu médico sobre medicamentos, como antidepressivos, vitaminas e outros suplementos, que aliviam os sintomas de menopausa.

Depressão e ansiedade

É comum que mulheres fiquem deprimidas ou ansiosas após o tratamento. A depressão e a ansiedade impedem que você sinta o mesmo prazer no sexo que sentia antes. Converse com um familiar ou procure ajuda especializada se a depressão e a ansiedade se tornarem insuportáveis.

DICA

Em circunstâncias extremas, ligue para o CVV, para o número 188 (ou 141 nos estados da Bahia, Maranhão, Pará e Paraná). Lembre-se: procurar ajuda não é sinal de fraqueza — é sinal de força.

Perda da autoestima

Às vezes, as mulheres se culpam por ter câncer. Algumas sobreviventes não confiam mais em sua capacidade de encontrar parceiros que a amem e protejam. Como resultado, perdem a autoconfiança e a autoestima. Outras acham que não merecem as demonstrações de amor e afeto do parceiro. Elas se sentem feridas, incompletas e até mesmo envergonhadas. Lembre-se, você não tem culpa por ter câncer. O câncer é a segunda doença mais comum nos Estados Unidos.

Mudanças na forma como você se vê

O efeito colateral mais comum que o tratamento do câncer de mama tem na vida sexual é fazer as mulheres se sentirem menos atraentes. Com a mama removida, a mulher se sente insegura quanto à aceitação e à atração do parceiro. Ela pode ficar com cicatrizes, ganhar peso ou perder energia, o que a leva a se sentir menos atraente.

DICA

Mesmo que você não *esteja* muito diferente, tende a se *sentir* muito diferente depois do câncer, não importa o que lhe digam. Você pode se sentir mais vulnerável ou frágil. Essas sensações afetam a sexualidade. Faça, pelo menos, uma atividade por semana para cuidar de si mesma. Por exemplo, marque um almoço com uma boa amiga, vá ao cabeleireiro ou compre um batom novo. Mime-se e faça coisas para se sentir sexy.

Medo do abandono

Um diagnóstico de câncer acaba deixando a paciente ansiosa e insegura. As cirurgias que causam mudanças na aparência podem fazer com que a pessoa sinta que não é mais atraente para o parceiro. Depois de ter a saúde afetada, é compreensível que você tenha medo de ter outras perdas. Esse medo atrapalha sua conexão com seu parceiro. Talvez você se sinta menos atraente do que antes e receie que o parceiro a deixe por outra pessoa. Evite testá-lo. Seja franca e honesta sobre o que sente, especialmente sobre seus temores. Não pense que "lê" a mente dele e evite reviver antigos conflitos e tristezas — fique no presente. Uma conversa franca e sincera com seu parceiro aproximará vocês dois e reduzirá os sentimentos de frustração, culpa e perda. É preciso manter uma boa comunicação entre você e seu parceiro para que tenham um relacionamento sexual satisfatório, criando um vínculo mais profundo.

DICA

Se tem medo do abandono, converse com seu parceiro ou cônjuge sobre seus sentimentos. Se isso for muito difícil, peça a ajuda de alguém próximo a seu parceiro para lhe contar seus sentimentos. Além disso, você e seu parceiro devem explorar aspectos de sua vida íntima que aumentem seu conforto e conexão mútua, como uma posição sexual alternativa que comprima menos o abdômen (por exemplo, a mulher por cima ou de lado).

Necessidade de autoproteção

Após o câncer, é comum se sentir vulnerável, como se sua vida estivesse sendo ameaçada. Você pode achar que a necessidade de se proteger e cuidar de si mesma é mais importante do que pensar em seus desejos sexuais. Assim, ficar bem torna-se uma prioridade, e a vida sexual é deixada de lado por um tempo.

DICA

Experimente abraçar e se aconchegar mais ao seu parceiro. Essas manifestações de afeto são muito reconfortantes e colaboram com o processo de cura. Foque mais a criação de intimidade. Marque encontros, tomem banho juntos e fiquem de mãos dadas. Mais importante, reserve um tempo para conversarem sobre como você tem se sentido em relação a seu corpo e sobre seus sentimentos um pelo outro. Com o tempo, você ficará física e emocionalmente preparada para renovar seu relacionamento sexual.

Sexualidade e intimidade

Sexualidade e intimidade são vitais para nossa saúde e bem-estar. A *sexualidade* envolve mais do que se imagina. Ela engloba pensamentos ligados ao sexo, fantasias, desejos, atitudes, crenças, valores, práticas, masturbação e o sexo em si. Para sobreviventes do câncer, uma vida sexual saudável e um senso de conexão mútuo são formas especialmente importantes de expressão, que aliviam a angústia e promovem a cura.

Pesquisas mostram que aproximadamente metade das mulheres que foram tratadas do câncer de mama experimenta disfunção sexual (National Cancer Institute, 2006). Muitas sobreviventes relatam que a equipe médica raramente fala sobre questões sexuais antes ou depois do tratamento. Assim, muitas vezes, elas precisam de informações, apoio e orientação para terem suas preocupações sobre sua sexualidade acolhidas e até para a resgatarem.

DICA

Você (e seu parceiro) pode conversar com o médico sobre suas preocupações sexuais. Se não se sentir à vontade para falar com o médico, converse primeiro com uma enfermeira.

O câncer afeta a mulher por inteiro, incluindo seu corpo, mente e espírito. Um diagnóstico de câncer muda o funcionamento de seu corpo, levando junto seu desejo por sexo e afetando sua intimidade. Isso se aplica principalmente a sobreviventes do câncer de mama, porque os efeitos físicos e emocionais são afetados também pelos padrões de beleza da sociedade. Em nossa cultura, os seios são encarados como uma parte essencial da feminilidade e da condição de ser mulher.

Sexo após o câncer

Nesta seção, oferecemos recomendações para aumentar sua satisfação sexual após o tratamento. Às vezes, as mulheres sentem-se envergonhadas ou culpadas de falar sobre sexo, mas ele é uma parte natural e saudável da vida. É natural querer ter uma vida sexual ativa e satisfatória.

DICA

Lembre-se de como seu parceiro era atraído por você na sua intimidade de casal, da vida sexual que tinham. Não é fácil ter discussões francas sobre sexo, mesmo entre parceiros que estão juntos há muitos anos. Se ainda não se sente à vontade para conversar sobre sexo com seu parceiro, aqui estão algumas coisas que melhoram a intimidade sexual:

- Planeje um encontro.
- Jantem em seu restaurante preferido.
- Vá assistir ao pôr do sol na praia e diga ao seu parceiro que gosta de sua companhia.
- Conversem sobre o início do relacionamento.

- Faça uma massagem em seu parceiro.
- Toque, aconchegue-se e beije mais.
- Vista-se para criar um clima. Uma camisola e/ou lingerie sensual ajuda a sobrevivente do câncer de mama e o parceiro a ficarem excitados. Roupas sensuais também a fazem se sentir mais confiante, principalmente se estiver insegura por causa da cicatriz ou do local da operação.